达尔文密码

认识我们的身体

谢安安　薛人望　著

谢安安　绘

复旦大學 出版社

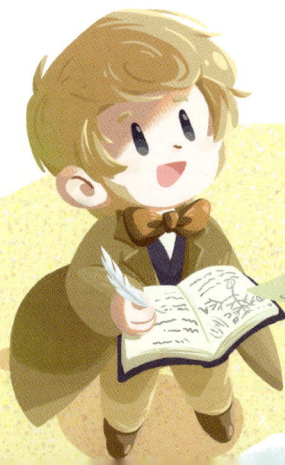

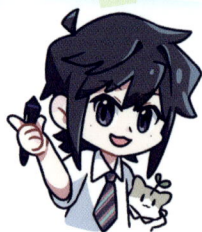

谢安安，成长于上海，高中毕业于上海德威国际学校，2023年进入美国加州大学戴维斯分校（University of California, Davis），目前生物系就读。自小对科学、艺术感兴趣，以达尔文为偶像。现在每天穿梭于课堂和厨房之间，致力于成为业余厨艺人。闲暇之余也会在乐乎（Lofter）平台发布自己的原创及二创作品（个人账号 @ButterTh）。本书为首部图书作品，希望能为我们儿时的"十万个为什么"提供新的思路。

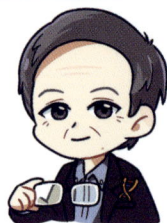

薛人望，美国贝勒医学院细胞生物学博士，瑞典乌米尔大学荣誉医学学位，斯坦福大学医学院终身教授。以达尔文的演化论观念从事生命科学研究半世纪之久，发表学术论文400余篇，被引用56000余次。发现多种人类新激素及受体，并研发体外卵泡激活（IVA）治疗妇女不孕，被美国《时代》（TIME）杂志评为"2013年十大医学突破之一"。在台湾大学就读时与李黎共同翻译赫胥黎的《美丽新世界》。从1978年起40余年来，频繁回中国讲学，为中国生殖医学、演化医学培养下一代。

目录

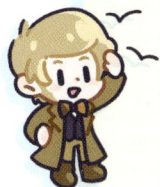

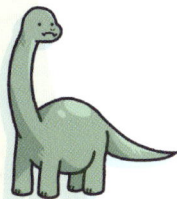

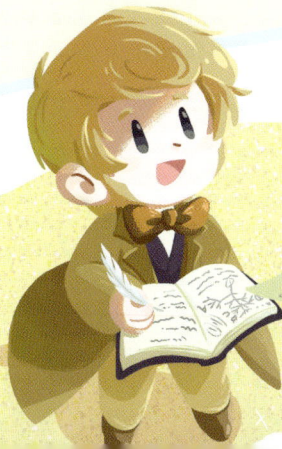

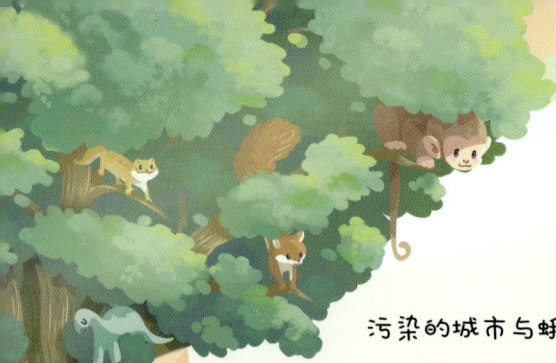
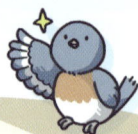

第二章 演化论与我们的基因 33

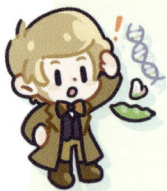

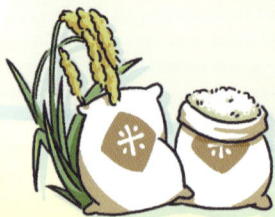

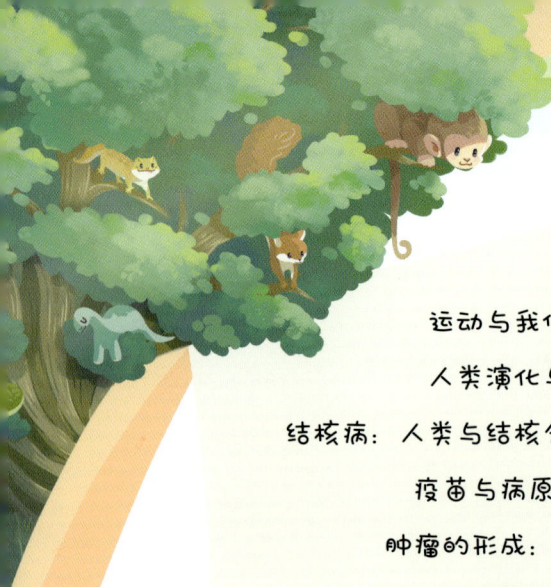

第四章 演化论与我们的未来

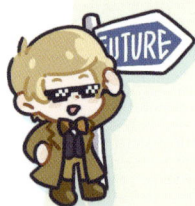

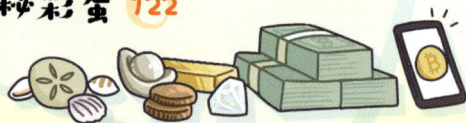

　　说到查尔斯·达尔文，就不得不提到生物演化论和自然选择。但这些文字及概念很少出现在教科书之外，而作为一名（曾经的）小朋友，又怎会知晓这些知识呢？或许是偶然，在切换电视频道时，电视屏幕中一闪而过的动物画面引起了我的兴趣，而这也成了我与生物结缘的契机。

　　我对生物最早的认识，始于儿时在 CCTV9 纪实频道和 CCTV10 科教频道看到的各类纪录片。犹记小学时，每晚洗完澡，我都会带着水汽、踏着赤脚，兴冲冲地跑回卧室，坐在床上准时收看 19：45 科教频道的《自然传奇》。通过电视，我领略了大自然的万千奇观，也看到了生存的残酷——并不是所有动物都能存活下来。

　　"适者生存，物竞天择。"这句话时不时会出现在节目中，也是我第一次听到达尔文和他的演化论以及自然选择。那时的我还未彻底领悟这句话的含义，但从纪录片中能看出，生物都在努力地在严苛的环境中存活下去。用于捕食的獠牙利爪、用于隐藏自己的保护色、用于躲避天敌的灵活四肢……为了生存，大家可以说是"八仙过海，各显神通"。

　　再次"遇到"达尔文，是 2019 年春天一次旅行时的意外

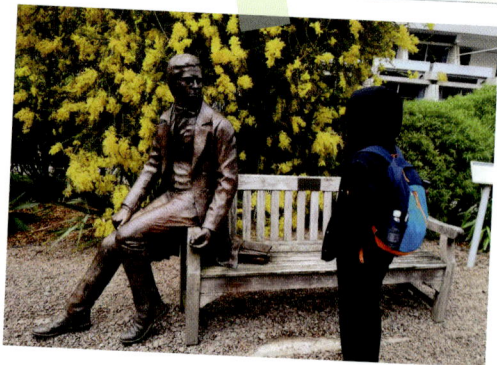

惊喜。那是在英国，我们一家计划去参观各大学府。我们从伦敦出发，到达剑桥时已是傍晚，于是摸黑住进了一个带有黑板、有些奇怪的酒店房间后便歇息了。

直到第二天一早去吃早饭，这才看清了这所"酒店"的全貌：原来是学生宿舍楼！再走几步，在一个静谧的花园中，看到一座充满学生气息的年轻铜像靠在陈旧的长椅上眺望远方——这正是 22 岁的达尔文。他究竟是在若有所思，还是只是在发呆观察鸟儿？我走上前，达尔文与我便对视了片刻……

不同于旅途中的匆匆一瞥，我与达尔文的第三次相遇，才开始真正地了解他的理论。同年暑假，我去复旦大学旁听了薛人望教授的演化医学课。从理解达尔文演化论和不同的自然选择开始，再到演化论如何运用在医学中救死扶伤，如同与达尔文一同开启了"猎犬号"的旅途。在他的旅程中，达尔文通过观察已有的生物和化石，来推导曾经可能发生的演化事件，并得出演化论；而今天的我们得以踩在巨人的肩膀上，用这个不同以往的角度去解读当今，甚至未来的世界。

这也是我撰写《达尔文密码》的初衷。你是否也想过"人类为什么没有翅膀？""是先有鸡还是先有蛋？""什么是转基因食品？"我希望这本书能为我们童年时间过的"十万个为什么"提供一个思路。

谢安安

于美国加州大学戴维斯分校校园

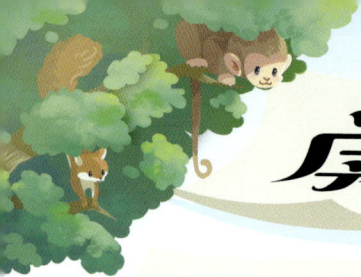

欢迎来到《达尔文密码》的奇妙世界！这本书将带你踏上一段精彩的演化之旅，探索生命的奥秘和人类疾病的起源。

这本书源于我在斯坦福大学所教授的有关演化的课程。这门课后来在复旦大学上海医学院发展成为期1周的演化医学暑期课程，也曾在中国其他多所大学讲授，深受本科生和研究生的欢迎。

2019年夏天，我在复旦大学教授演化医学课，当时年方13岁的"旁听生"谢安安小朋友给我留下了深刻印象。谢安安每次都坐在第一排，全神贯注地聆听了总共30小时的课程，最终与大学生和研究生们一起考试，还获得了优异的成绩。这让我意识到，我应该为青少年群体撰写一本生动有趣的科普读物。

在我撰写《演化医学启示录：人类疾病的过去与未来》期间，谢安安仔细阅读我的文稿，还自行绘制了许多有趣的插图，她的艺术天赋令人惊叹。于是，当复旦大学出版社出版了这本书之后，我决定与谢安安合作撰写演化医学图书的青少年版，命名为《达尔文密码》。这时的谢安安已经是美国加州大学戴维斯分校（University of California, Davis）生物系的学生了，对生物学有了更多更深的涉猎，加上她中英文兼通，文字方面不成问题；而她风格独特的插图创作，无疑为这本书增添了趣味和魅力。所以我们决定以图文并茂的形式，呈现这些青少年应该有兴趣也有必要了解的演化知识。

在这本书中，我们将一同探索：

- 达尔文的演化论是如何改变我们对世界的认知的；
- 基因如何塑造我们的身体和行为；
- 我们的身体如何适应环境的变化；
- 未来科技可能带来的挑战和机遇。

本书第一章"演化论与三种选择"会谈到达尔文的演化论和自然选择理论是如何诞生的，也会讲到在污染严重的英国城市里，蛾子是如何通过变异而被自然选择的；还会讲到科学家研究化石，揭开地球远古过去的神秘面纱，以及恐龙如何在陨石撞击地球后灭绝；也会讲到雄河豚如何用奇特的方式吸引异性伴侣，这就是性选择；最后会讲到人类如何选育出各种各样的狗狗品种，这称为人为选择。第二章"演化论与我们的基因"会讲到演化论与基因的基础知识，会介绍孟德尔和他的豌豆实验、DNA 双螺旋结构的发现、基因突变，以及从恐龙到鸟的演化；还将提到发育可塑性，即相同的基因如何导致不同的体型；也会讨论我们身边的转基因食品；还会解释什么是杂种优势，以及杂交水稻是如何利用这一优势的；最后会讲到基因工程如何制造出胰岛素来治疗糖尿病。第三章"演化论与我们的身体"会讲到我们的肤色是如何通过适应不同的阳光强度而演化的；会解释什么是"节俭基因"，以及它与肥胖和糖尿病的关系；会讲到摄入过多盐分导致的高血压、睡眠和时差对身体的影响，以及从演化的角度解释分娩的艰难和月经的由来；还会讲到同情心与催产素、情绪与大脑的奖励系统、运动如何改善人的情绪；最后会讲到流行病和疫苗接种的重要性。最后一章"演化论与我们的未来"会先解释什么是"模因"，然后会讲到货币模因和时尚模因如何影响我们的生活；语言的演化和口语及写作模因的共同演化；最后会讨论人工智能（artificial intelligence，AI）时代的来临，如 ChatGPT、DeepSeek 这样的 AI 将如何接管程序员、律师及医生等的工作，以及当社会就业机会减少，政府将如何为公民提供基本生活保障和免费教育。

　　本书从演化论的角度解释我们身边的许多现象，并探讨未来的发展趋势。达尔文的演化论，绝非只是尘封在历史书页中的理论，它更像是一份隐藏着无数生命奥秘的密码。在漫长的岁月里，地球上的生物如何从简单走向复杂，人类又如何在演化长河中脱颖而出，疾病的产生与演化又有着怎样千丝万缕的联系，这些问题的答案都被"加密"在达尔文的演化论里。我们试图通过这本书，为大家逐字逐句地解读这串"达尔文密码"，让那些看似高深的科学知识变得触手可及。

我们尽量用浅显易懂的语言表述内容，希望能让青少年读者更容易理解和接受。书中每个章节都配有谢安安绘制的精美漫画插图。我衷心希望，本书能够为青少年读者带来愉悦的阅读体验，启发他们对生物科学和医学的兴趣，并从中获得对生活的新认知。本书不仅仅是关于科学知识的，更是一次思考的邀请，它将帮助读者用全新的视角看待周围的世界，理解人类疾病的过去和未来。

让我们一起踏上这段奇妙的演化之旅吧！希望本书能为你们打开科学的大门，点燃对知识的热爱，并在未来的道路上指引方向。

薛人望

Aaron J. W. Hsueh，Ph. D.

于美国加州斯坦福大学

第一章

演化论与三种选择

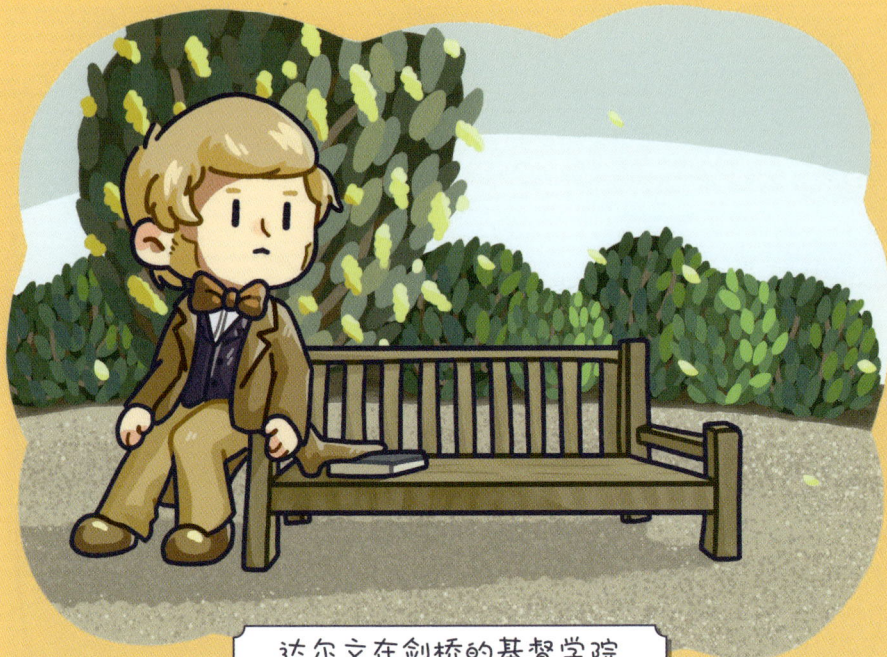

达尔文在剑桥的基督学院

查尔斯·达尔文

　　首先，请我们这本书的主角——造就了 19 世纪生物学最大突破的查尔斯·达尔文（Charles Darwin，1809—1882）登场！

　　达尔文于 1809 年 2 月 12 日出生于英国什鲁斯伯里，从小就是个好奇心极强的孩子，喜欢收集贝壳、鸟蛋和矿物。年幼时，他在一位牧师开办的当地学校就读，在父亲对自然历史的热情影响下，他对园艺、骑小马和自然历史产生了兴趣。

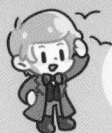

16 岁时，达尔文的父亲送他到爱丁堡大学学习医学。达尔文虽然对手术场景并不感到不安，但他总觉得那些医学讲座枯燥乏味。不过在爱丁堡上学期间，他接触到了人们对生物学各式各样的理解，第一次开阔了自己的眼界。

1831 年，22 岁的达尔文作为船上的博物学家，开始了为期 5 年的"猎犬号"航行。在航行中，他进行了大量的观察和研究，观察世界各地的生物，并收集了大量标本。在这次航行中，达尔文接触到不同地区的生物，发现貌似相同的生物之间，仍然存在一些可观察到的差异，而这些差异与地理位置和环境条件有关。这些观察和思考最终促使达尔文提出了"物种起源"假说，即生物演化论。

这一理论认为：生物的差异是由可遗传的突变造成的，然后通过自然选择逐步演化而来。其中，适应环境的个体更容易存活和繁衍后代，从而使得生物种群发生变化，产生新的物种。这一理论成为当代生物学的核心思想，对生物学的发展产生了深远影响。1859 年，他出版了具有里程碑意义的著作《物种起源》（*The Origin of Species*），这本书挑战了当时对生命创造的既有信念，并解释了物种如何随时间演变。虽然这一理论最初提出时颇具争议，但达尔文的理论后来成为现代科学理解的基石。直到 1882 年去世，他一直在撰写关于自己见解的著作，在科学史上留下了不可磨灭的印记，至今仍在激励着研究人员。

查尔斯·达尔文和亚当·塞奇威克

在达尔文的研究历程中，牛津大学的地质学教授亚当·塞奇威克（Adam Sedgwick，1785—1873）为他提供了大量地质学知识，给予了达尔文的研究重要支持。塞奇威克教授是一位杰出的地质学家，对地球的形成与演化有深入的研究。他的著作《英格兰和威尔士的地质学》，在当时是极具权威性的地质学著作之一。塞奇威克教授与达尔文结下了深厚的友谊，二人常常通过书信往来，交流讨论各自的研究成果。然而，即便作为达尔文的良师与挚友，塞奇威克教授却从未认同演化论。他秉持着生物的多样性是上帝创造的结果这一观点，认为不应该用演化论去解释。这种观点与达尔文的理论存在分歧，但这并未影响两人之间的友谊。

地质学与新视野

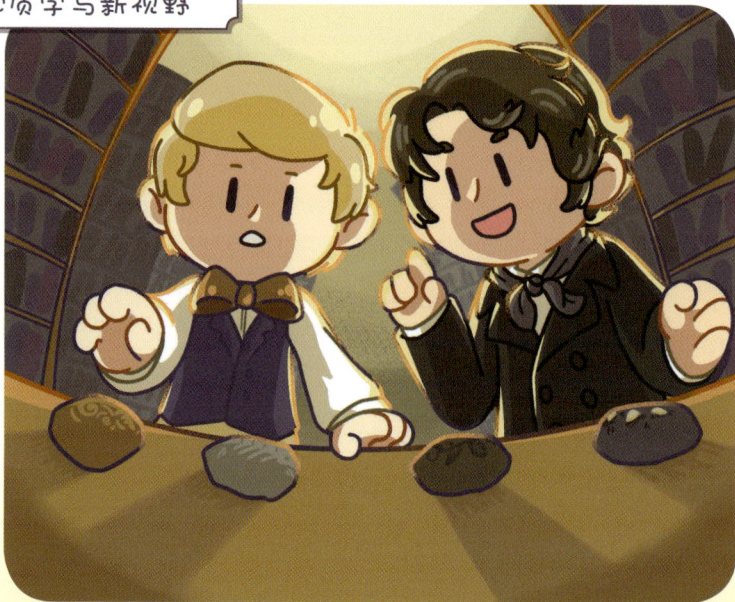

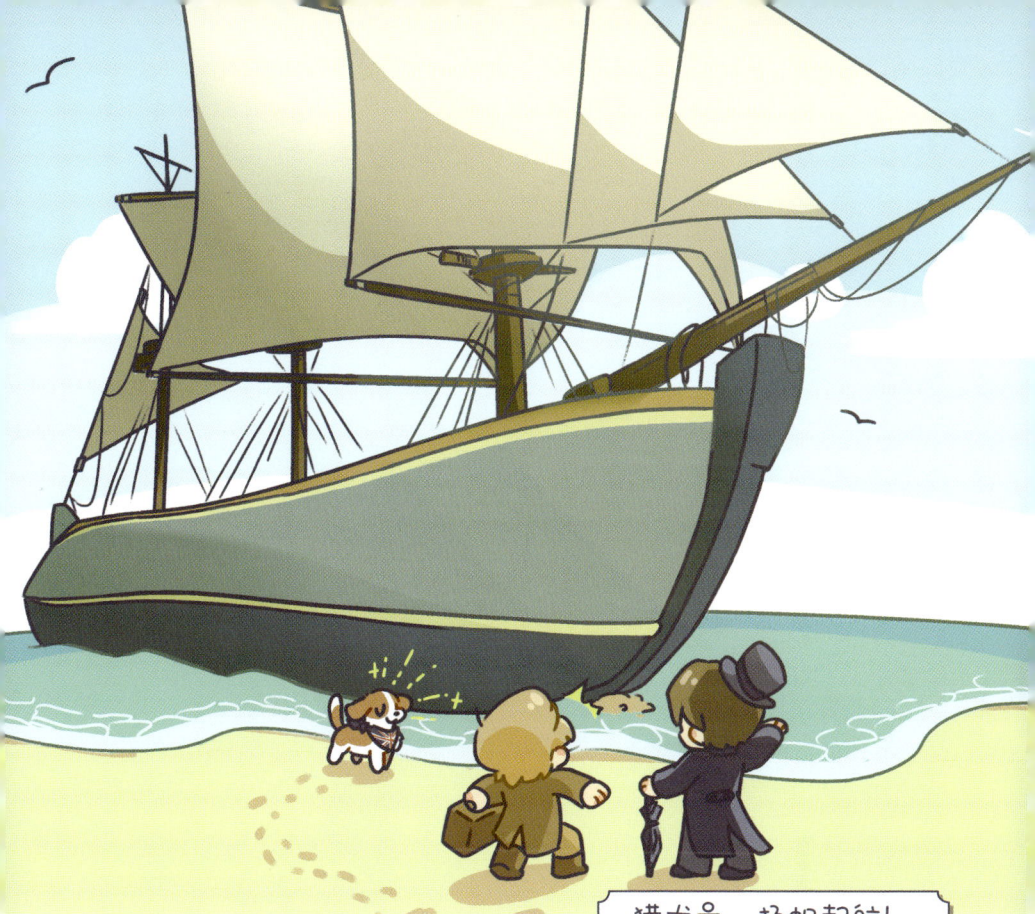

猎犬号，扬帆起航！

达尔文的"演化论"

    达尔文所著的《物种起源》及其提出的演化论，强烈冲击了当时人们的基督教信仰和普遍认知，成为 19 世纪最为重要且极具争议的理论。

    1831 年，22 岁的达尔文以自然学者的身份，参加了猎犬号的环球航行。这次旅行历时 5 年，让他得以亲身领略世界各地不同的自然风貌与人文环境。在旅途中，达尔文认真记录下每一处观察所得和内心想法，撰写了大量笔记，绘制了诸多插图。

在随后的 30 年里，达尔文持续整理和思考这些笔记，最终构建起自己的演化论学说，并完成了影响世界的著作《物种起源》。达尔文在《物种起源》中提出了演化论的概念。该理论指出，生物会随着时间的推移而发生变化，进而形成新的物种。这一想法在当时太过"新颖"，引发了巨大争议，因

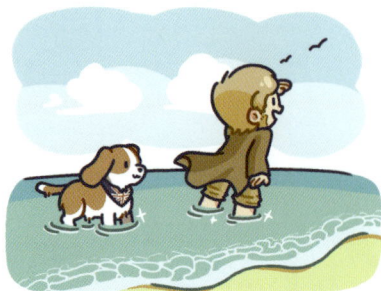

海风吹响探索的号角

为它与人们普遍信奉的基督教信仰相悖——基督教认为人类和生物皆由上帝创造。演化论虽起初备受争议，但最终成为 19 世纪最重要的科学理论之一。

加拉帕戈斯群岛的启示

1831—1836 年，查尔斯·达尔文搭乘猎犬号开启了 5 年航行。他从英国出发，一路探索了诸多令人称奇的自然地貌，有巴西繁茂的热带雨林、阿根廷广袤的大草原、智利雄伟的安第斯山脉，以及独具特色的加拉帕戈斯群岛。他的旅程途经火地岛，横跨太平洋抵达塔希提岛和新西兰，穿越澳大利亚，前往南非，还在圣赫勒拿岛等偏远岛屿停靠。在每一处停留的地方，达尔文都精心收集标本、观察多样的生态系统，积累关键的科学数据。这些经历和收获，最终彻底改变了我们对生物多样性和演化的理解，扭转了科学界对物种起源与发展的思考方向。

在猎犬号的航行历程中，有一处地方对达尔文的理论形成起到了关键

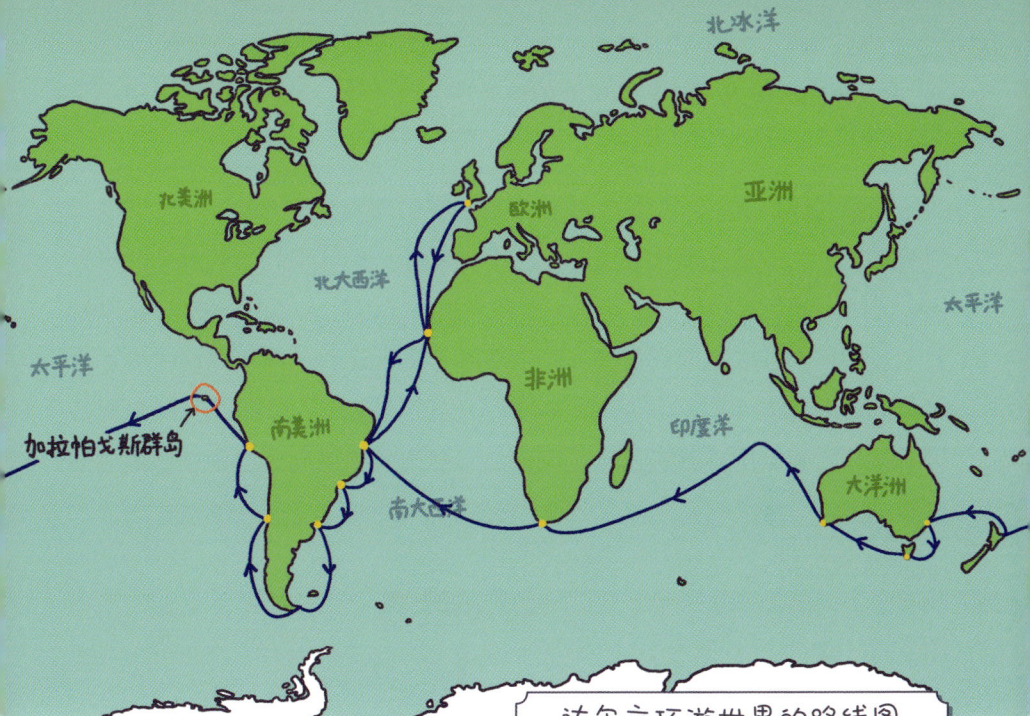

达尔文环游世界的路线图

作用，那便是南美洲西海岸的加拉帕戈斯群岛。1835 年，达尔文在这里考察时，发现了一个有趣的现象：不同岛屿上形态相似的鸟类，喙（嘴巴）的形状却各有不同。这不禁引发他的思考：为什么同一物种在不同地方会出现差异？是环境塑造了这些不同的物种差异吗？各个相邻岛屿上的山雀，喙的形状都不一样，也许是遗传的因素，促使它们为适应不同环境，逐渐演化成了不同的物种。

自然选择理论的诞生

观察与思考的结论：这个疑问的答案，便是自然选择理论。"自然选择"这一术语也由此诞生。达尔文认为，这些雀鸟或许是从美洲大陆飞抵岛屿的。在新的环境里，只有那些能够适应不同食物与挑战的个体，才得以生存并繁衍后代。历经几代之后，这些个体就会与相邻岛屿上的同类产生差异，最终形成新的物种。比如，一些雀鸟适应了以仙人掌为食的岛屿环境，另一些雀鸟则在以水果为食的岛屿上存活下来，还有一群雀鸟演化成了食虫鸟。所有这些不同种类的雀鸟拥有共同的祖先，然而它们的喙类型各异，从而能够食用不同的食物。这便是自然选择的过程，也是物种形成的机制。

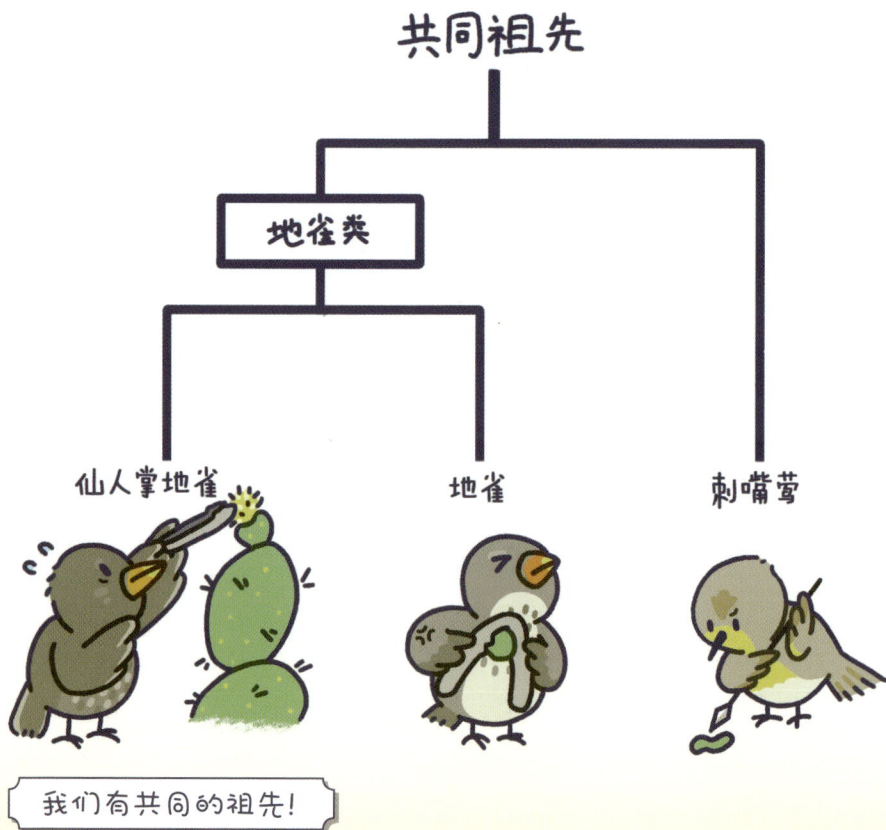

共同祖先

地雀类

仙人掌地雀　　　　　地雀　　　　　刺嘴莺

我们有共同的祖先！

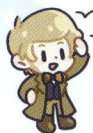

基于"共同祖先"（common ancestor）的概念，我们可知人类和猴子在几百万年前拥有共同祖先。我们并非由猴子演化而来，但我们与猴子有着相同的共同祖先。同理，我们和今天早上食用的水果也有共同祖先。事实上，地球上所有的植物和动物，在亿万年前都有着类似细菌的单细胞共同祖先。除了通过观察动植物化石的形态外，基因组学的重大进展也让我们得以探究它们的遗传基础，看到清晰的演化轨迹。

总之，达尔文的演化论和自然选择理论，彻底改变了人类对生命起源的认知。这些理论的诞生，离不开达尔文在猎犬号上的观察与思考。加拉帕戈斯群岛为他提供了关键线索，有力推动了这一伟大理论的形成。

"与上帝分手的地方"

在加拉帕戈斯群岛的这次考察，让达尔文深受震撼，仿佛一道灵光瞬间照亮了他的认知世界。因为这彻底颠覆了当时人们信奉千年的上帝造物论和物种不变论（创世论宣称世间万物是上帝在 6 天内创造出来的）。他发现，所有生物并非自被创造起就一成不变，而是会因环境等因素的影响，衍生出新特性、进化出新物种。也正是这次机缘巧合的相遇，让加拉帕戈斯群岛成了达尔文与上帝"分手"的地方。

然而，迫于当时群体的宗教信仰，可怜的达尔文既不敢公然挑战宗教权威，也不敢轻易发表自己的研究成果。好在后来其他科学家也陆续得出与他一致的结论。经过反复收集证据、精心梳理，1859 年，达尔文终于发表了自己的演化论，并出版了《物种起源》一书。这本书问世后，一百多年来一直被人们研读。

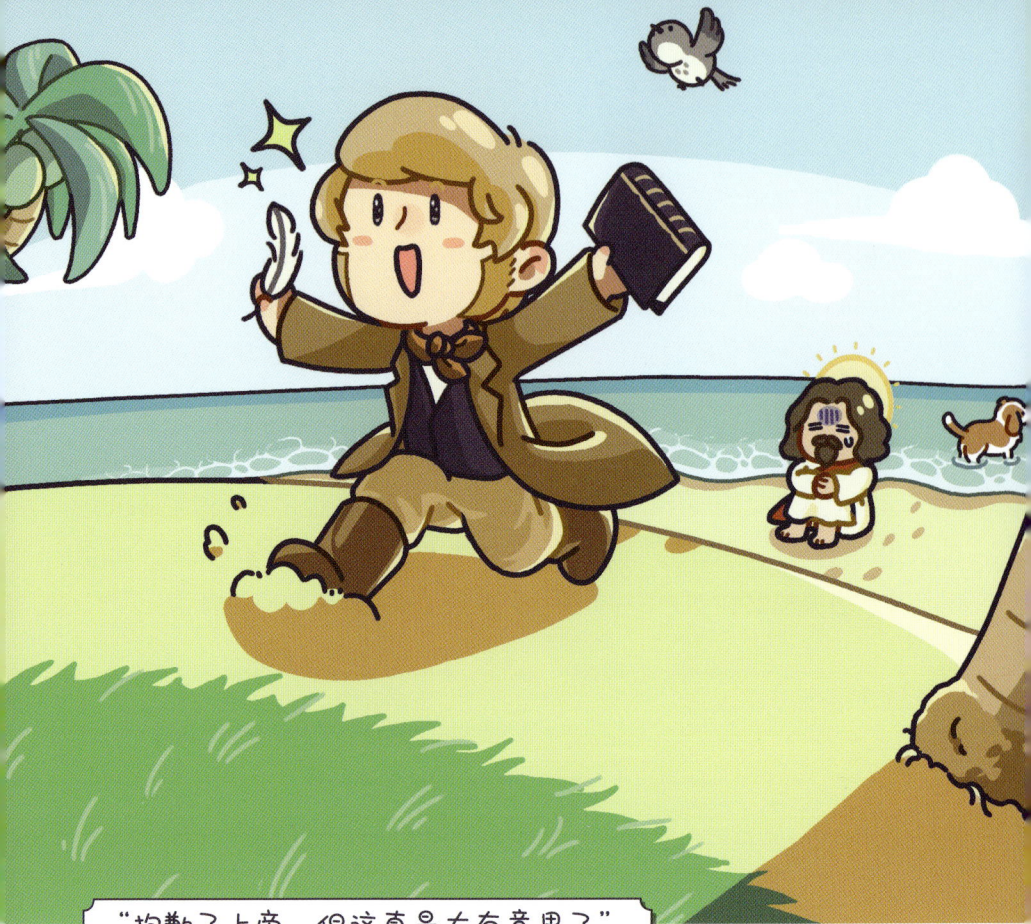

"抱歉了上帝，但这真是太有意思了"

　　《物种起源》提出了两个关键论点：其一，地球上不同物种都是从共同祖先演化而来；其二，自然选择是驱动这一演化过程的核心机制。达尔文的理论阐释了物种如何随时间推移适应所处环境，进而形成了我们如今观察到的丰富生命多样性。这本书对当时盛行的独立物种创造观点发起挑战，为人类理解各种生命形式的起源与发展搭建了科学框架，长远且深刻地影响了人类对生物学的认知。不仅如此，这一理论还给诸多看似不相关的领域带来启发，包括医学、语言研究、天体物理学、地质学、心理学、人类学、艺术史、科幻文学等领域。

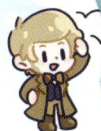

同源与非同源演化：四足动物的前肢

可以说，世间所有生物都是由同一个"共同祖先"演化而来的。为了适应不同环境，不同生物的生理构造向我们展示了同源与非同源的演化证据。

同源演化（homology）是指不同物种的结构或基因源自共同祖先，但经过演化产生了差异。最经典的例子便是所有四足动物的前肢，青蛙、兔子、蜥蜴、鸟类……虽然它们前肢骨骼的结构和功能各有不同，但与这些四足

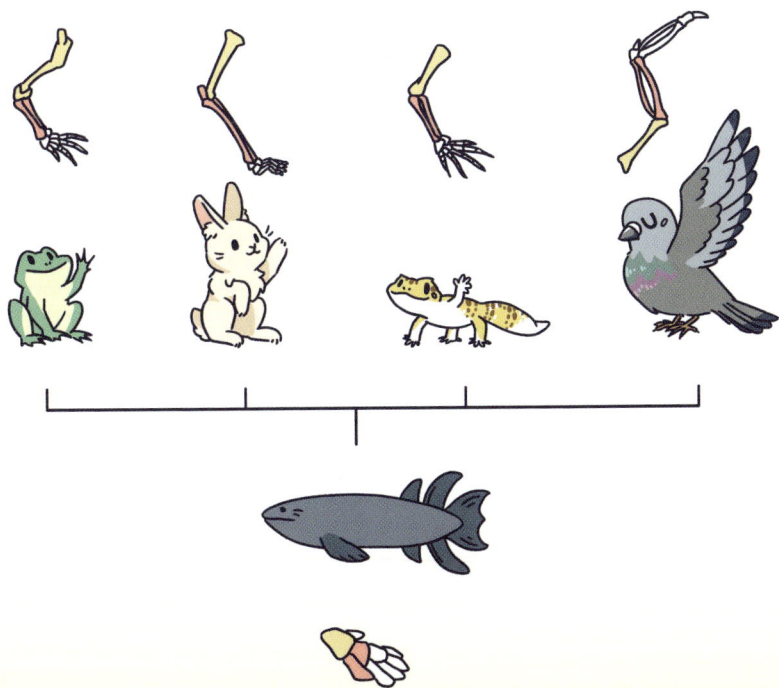

虽然不太一样，但都是从同一位"老祖宗"一脉相传的

动物的共同祖先肉鳍鱼相比较，不难看出，它们的前肢都有相同的骨骼部位和结构（肱骨、桡骨、尺骨、腕骨、掌骨、指骨），只是为了适应不同环境，骨骼的长短大小发生了改变。

除此之外，所有哺乳动物的椎骨也是同源演化的结果。小至老鼠，大到鲸鱼和长颈鹿，它们的颈部都有 7 节颈椎。

在这些形态差异之下，不同生物又如何用各异的"解题思路"来适应环境呢？昆虫、早期的翼龙、鸟类、蝙蝠都独立演化出翅膀用于飞行，尽管它们的演化起源截然不同。

每个群体都通过演化解决了空中移动的问题。这便是非同源演化（homoplasy），又称趋同演化（convergence）。

昆虫是地球上最早演化出动力飞行的动物。早在 3.25 亿年前，昆虫的祖先便将它们胸甲的背部特化，生出 4 片轻薄透明的翅膀，助它们占领从未被开辟的广袤天空。

紧随其后的，是来自大地的龙族动物：翼龙在 1.78 亿年前的早侏罗纪晚期开始具备飞行的能力，成为最早征服天空的脊椎动物。它们的翅膀由皮膜和延长的第 4 指构成。鸟

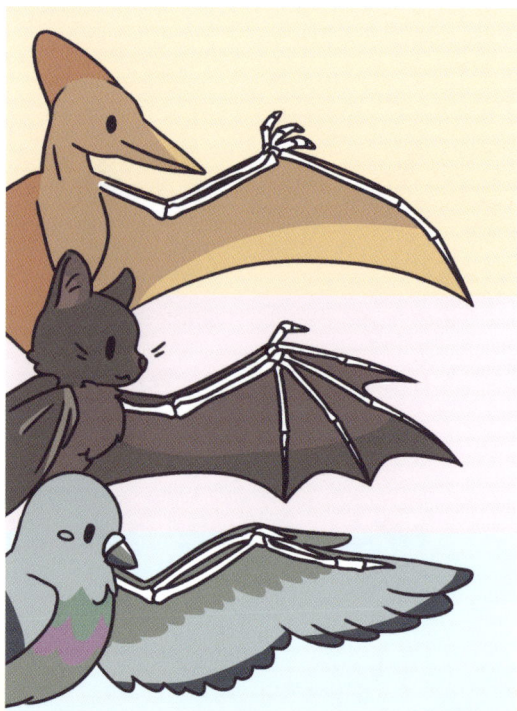

不管长得怎么样，都是能飞的好翅膀

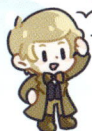

类作为恐龙的旁系分支，在 1.6 亿年前也成功做到俯瞰地球。与翼龙不同，鸟类对飞行的适应是将前肢演变为翅膀，再附上宽而扁的羽毛。

哺乳动物则是最后加入"天空阵营"的动物。最早开始演化出飞行能力的蝙蝠出现在约 5500 万年前，它们的翅膀由延长的手指和皮膜构成。

另一个例子是鱿鱼和猎鹰都独立发展出尖锐的喙用于撕裂猎物。鱿鱼和猎鹰是两种完全不同的生物，尽管它们生活在完全不同的环境中（海洋和陆地），却都通过独立的演化过程发展出相似的捕食策略。它们展示了非同源性的一个有趣特征：尽管它们属于完全不同的演化谱系，但都演化出了坚硬的喙来迅速捕杀猎物。这种相似性并非源于共同祖先，而是源于相似的生存需求。

甚至复杂的生物学特征也可能是非同源的。能够聚焦光线的眼睛在不同生物群体中已多次独立演化。眼睛演化不是单一线性路径，而是一个复杂的重复现象。科学家估计，复杂的成像眼睛已在不同动物群体中独立演化多次。从简单的光感知到高分辨率视觉的整个过程大约耗时 1.7 亿年，主要在约 5.3 亿年前的寒武纪初期完成。这些独立演化遵循相似的发展模式，逐步改进：光敏感性→定向光感知→晶状体形成→成像聚焦能力。

总之，当不同物种经历相似的环境压力或选择条件时，就会通过独立的演化路径发展出相似的特征。

化石：揭开地球远古过去的神秘面纱

埋藏在大地之下的化石，是证明自然选择的一大有力证据。随着时间的推移，部分古生物被层层地质覆盖，逐渐形成化石。每层地质之间的时间间隔，可达几万甚至上亿年。研究者能够依据化石所处的地质层，推测该生物存在的年代。那么，找到化石后，如何将其与自然选择联系起来呢？答案是把不同年代的化石放在一起，通过对比观察生物的演变。

谈及化石，许多人首先想到的是三叶虫化石、琥珀中的昆虫化石，或是恐龙骨骼和恐龙蛋。然而，实际上只要环境条件适宜，所有生物都有可能形成化石。这些化石为我们提供了珍贵信息，记录着地球上生命的起源与演化历程。从古老植物形成的煤炭，到微生物产生的天然气，再到数千万年前的化石，它们一同揭示了地球的遥远过去。即便看似普通的岩石，也可能隐藏着远古生物的化石痕迹。

这些神奇的化石宛如时间胶囊，保存着生命在地球上演化的历史。通过研究化石，我们能更深入地了解地球历史，以及塑造生命发展的各种进程。化石不仅让我们知晓过去，还为预测和应对未来变化提供了宝贵线索。化石并非仅仅是远古时代的遗物，它们更是充满活力、不断演化的知识宝库。随着我们持续发现并解读这些古老记录，就能揭开地球过去、现在与未来的神秘面纱，拓展对地球上生命错综复杂网络的认知。

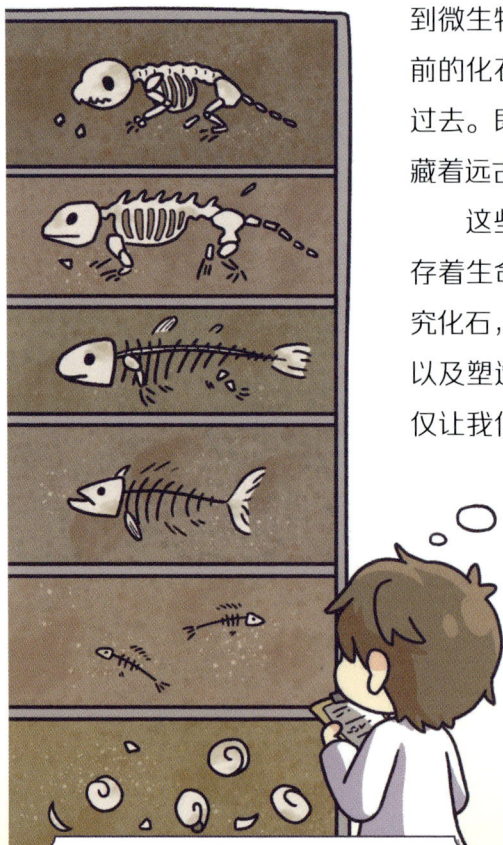

地质层中变化的动物化石

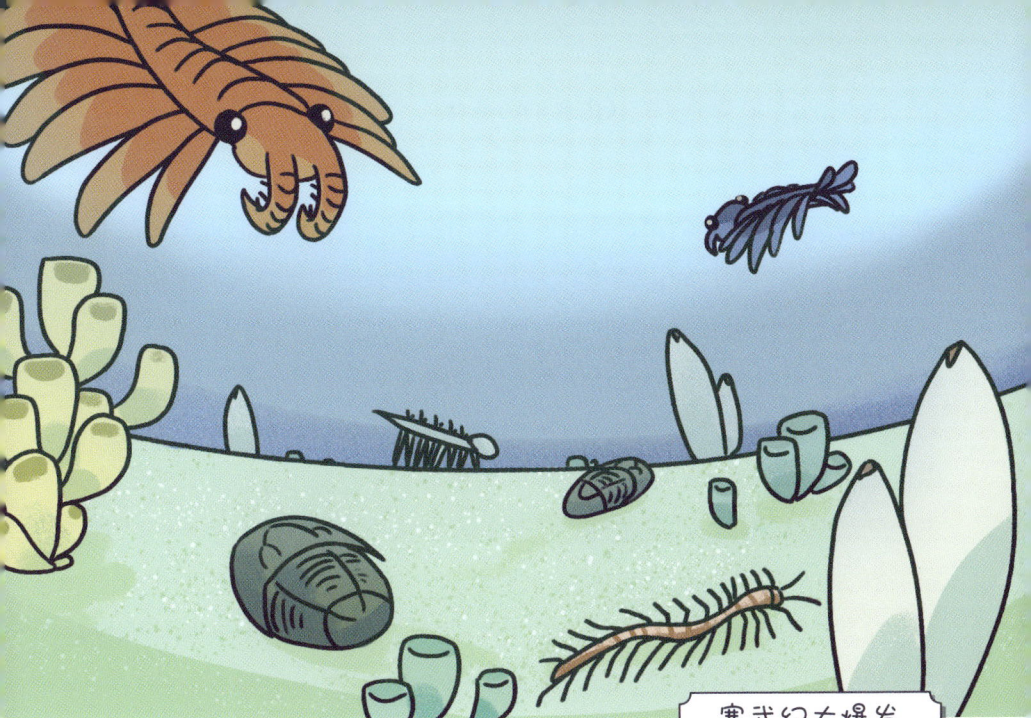

寒武纪大爆发

寒武纪大爆发

　　大约 5 亿年前，在地球历史长河中的一瞬间，我们的星球上突然涌现出了大量新物种，这一重大事件——寒武纪生命大爆发悄然降临。

　　如今，我们仍能透过世界各地的化石，一窥寒武纪时期生命的繁荣景象。曾经的伯吉斯页岩，历经地质变迁，被大陆挤压至如今北美洲的最高点——加拿大的不列颠哥伦比亚省。在这片足球场大小的山坡上，布满了寒武纪生物的化石。深灰色的石片宛如时光的记录仪，将形态各异、千奇百怪的动植物形象一一留存，默默诉说着几亿年前的生命故事。如今的高山在 5 亿年前曾是一片汪洋大海。那时，生命还未从这片热带珊瑚海礁登陆上岸，三叶虫、迷幻虫、奇虾等众多小生物在海洋中随波逐流。然而，顷刻间，天崩巨裂，火山喷发，火山灰与地层裂缝仿佛时间的定格器，将这些生物永远定格在了生命的最后瞬间。这看似生命的尾声，却也是生命研究永恒的开端，让我们在几亿年后还能再次与它们"相遇"。

除了加拿大的伯吉斯页岩，2019 年，在中国湖北也有了重大发现。在湖北土家族的母亲河——清江之中，古生物学家发掘出了比伯吉斯页岩更古老的前寒武纪化石，并发现了全新的寒武纪生物群，将其命名为"清江生物群"。得益于 5 亿年前的深水环境，这些生物死亡后在厌氧条件下被迅速掩埋，因此得以保存完好，直至今日呈现在我们眼前，为研究寒武纪大爆发提供了珍贵的实物资料。

化石证据与恐龙的灭绝

恐龙的灭绝和哺乳动物的崛起是记录在化石"年历"中的重要事件。目前，最流行的恐龙灭绝学说是由路易斯·沃尔特·阿尔瓦雷兹（Luis Walter Alvarez，1911—1988）和沃尔特·阿尔瓦雷兹（Walter Alvarez，1940—　）父子在 1980 年提出的小行星撞击假说。

墨西哥的尤卡坦半岛以其独特的地质构造——天然井而闻名。这些天然井是由石灰岩基岩溶解形成的，该地区的石灰岩地质使其容易受到酸性雨水的侵蚀，进而形成落水洞。直径约 180 千米的西克苏鲁伯陨石坑加剧了这种侵蚀过程。天然井围绕着西克苏鲁伯陨石坑形成一个环，标志着它的外部边界。这种环状结构是地下水与陨石坑地质特征相互作

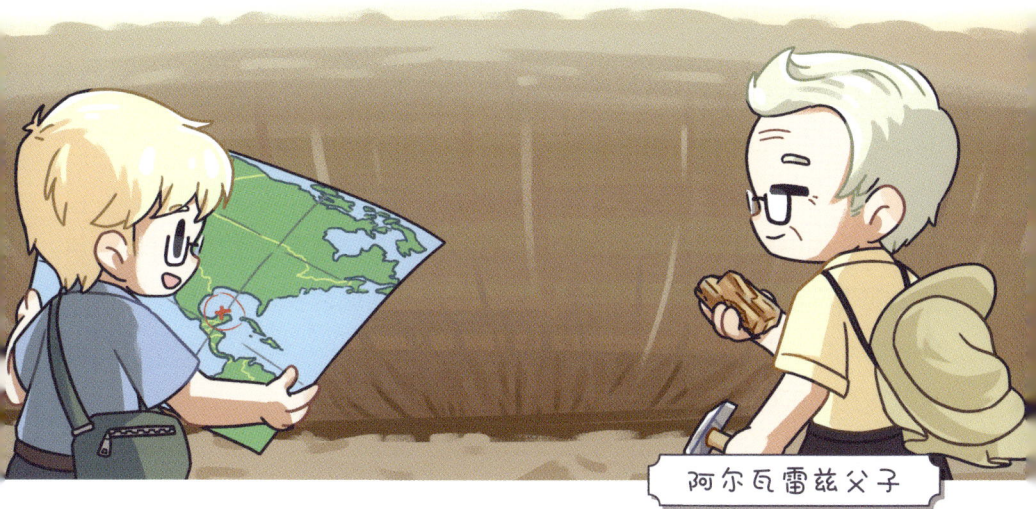

阿尔瓦雷兹父子

用的结果。

　　在科学考察时，阿尔瓦雷兹父子在尤卡坦半岛的西克苏鲁伯陨石坑中发现了原本只存在于外太空中的铱元素。根据地层测量，该陨石坑形成于距今约 6500 万年前，于是父子俩推测，或许是这次行星撞击事件导致了包括恐龙在内的绝大多数生物的灭绝。

　　小行星撞击在白垩纪末期造成了持续数周至数月的大规模地面震动，全球约 70% 的森林被大火吞噬，燃烧的浓烟让地球几年都不见天日，对食物链造成了严重的破坏：植物生命崩溃，草食动物饥饿，肉食动物失去食物来源。这次撞击直接或间接地导致了至少 75% 的地球生命灭绝，包括恐龙、海生爬行动物、菊石以及大多数超过 25 千克的四足动物。

　　随后在 2019 年，美国北达科他州的发现也支持了小行星撞击假说。作为美国西北部的内陆州，科学家却在高山上发现了许多鱼类的化石，其中不仅有淡水鱼，还有海水鱼和树木枝叶，它们被一股无形的压力挤压在一起。

小行星陨石的冲击力引发了火灾与海啸，大海中的生物被掀翻到陆地上，陆地上的动植物也被海啸吞没；森林大火的热量使地表的矿物融化，而这场灾难在其凝结成玻陨石时仿佛被定格下来。经过 X 线检测，这些鱼化石的腮内也发现了含有铱元素的小颗粒玻陨石。当年提出该假说的沃尔特·阿尔瓦雷兹也参与了这项新的研究，种种证据都表明了小行星撞击假说的真实性，只可惜他的父亲路易斯·沃尔特·阿尔瓦雷兹已经与世长辞，无法得知这个好消息了。

有趣的是，正是因为恐龙等大型动物的灭绝，才让一些小型动物得以崛起，其中始祖兽（俗称"散装耗子"）正是包括人类在内的所有哺乳动物的祖先。

陨石海啸，在劫难逃

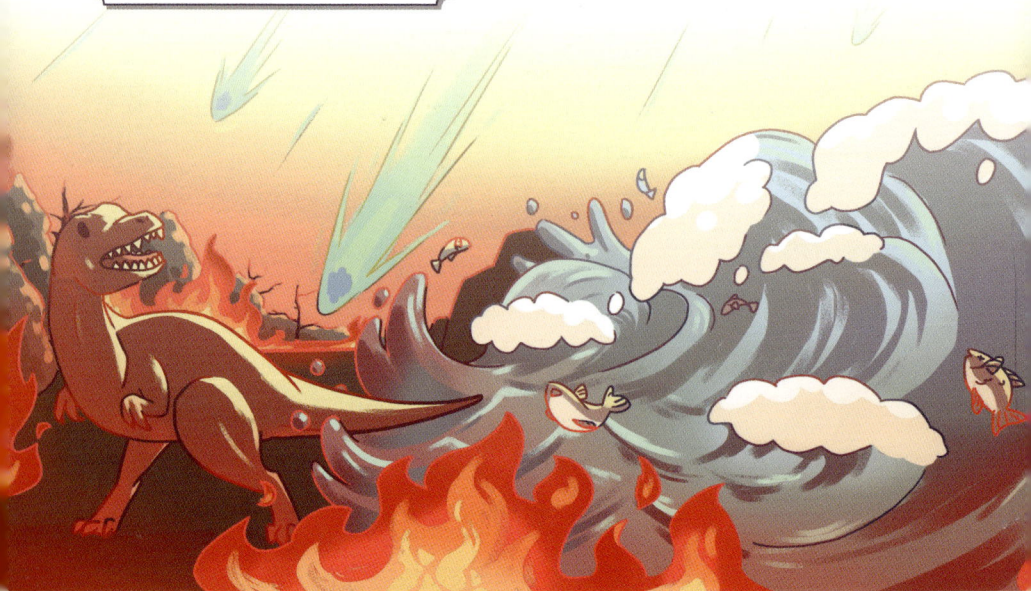

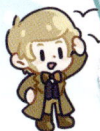

污染的城市与蛾的自然选择

年轻的达尔文所生活的年代，正值第一次工业革命的末期。当时的英国城市充满了工业污染，大部分区域都被浓烟笼罩，遮天蔽日。这种环境给当地的生物带来了巨大的影响。

达尔文通过仔细观察发现：在城里只能看见黑色蛾，而在乡下却主要是白色蛾。这是因为自然选择的作用。在灰蒙蒙的城市环境中，黑色蛾能更好地融入环境，躲避鸟类的捕食，因而存活下来并繁衍后代。而色泽鲜明的白色蛾更容易被捕食，几代后在城市中白色蛾几乎绝迹。

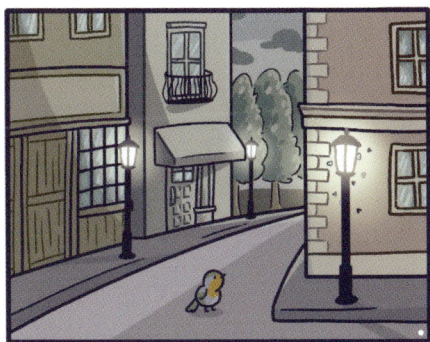

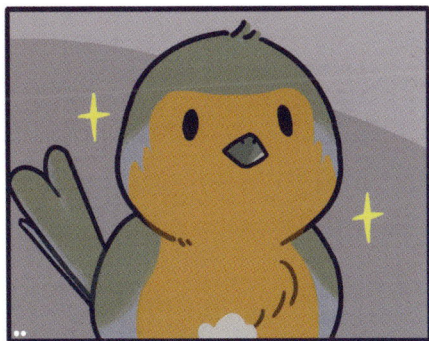

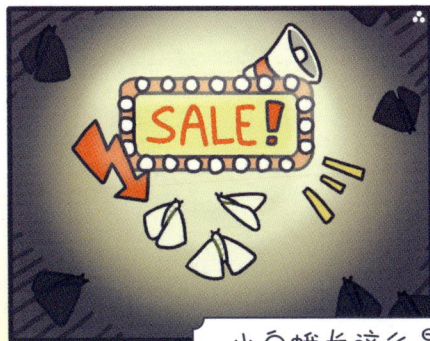

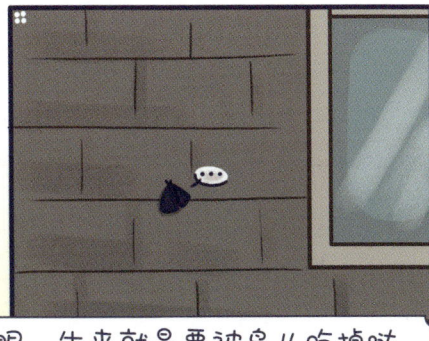

小白蛾长这么显眼，生来就是要被鸟儿吃掉哒

相反，在无污染的乡村环境中，白色蛾更容易隐藏，免受捕食，得以生存和繁衍。而黑色蛾则相对更容易被发现，数量逐渐减少。这一观察生动地说明了自然选择如何影响生物的外表特征，使其适应不同的环境。这也是达尔文后来提出演化论的重要基础之一。

如何吸引异性 —— 性选择

在《物种起源》中，达尔文不仅提出"自然选择"的概念，还指出"性选择"是另一种重要的演化机制。当所处环境的生存压力较小时，性选择便可能成为主导力量。这通常表现为两性中的一方会与同性个体展开竞争，以此吸引异性并将自身基因传递给下一代。在几乎所有情况下，雄性都会努力吸引雌性，以达成成功交配，进而将自己的遗传物质传递下去。

最著名的例子当属雄孔雀异常美丽的尾羽。雄孔雀凭借这些华丽醒目的羽毛，吸引雌孔雀的注意，促使雌孔雀愿意与之交配。另一个令人惊叹的例子是白斑河豚——在求偶时，雄河豚会在海床上耗费1周时间，不眠不休，用嘴和鳍构建一个巨大而复杂的圆形图案，还会用贝壳和石子加以装饰。每只河豚构建的图案虽大致相似，但细节与装饰风格却独一无二。一般而言，创作图案越复杂的雄河豚，越容易吸引雌性。被吸引的雌河豚找到图案创作者后，会在图案正中心与之交配产卵。后续研究发现，这个精心设计的图案结构能有效防止产下的鱼卵被水流冲走，从而提高后代的存活率。

这些生动有趣的例子充分表明：性选择是一种强大的演化机制。个体通过展示自身优秀特质，能够在同性竞争中脱颖而出，从而吸引异性，

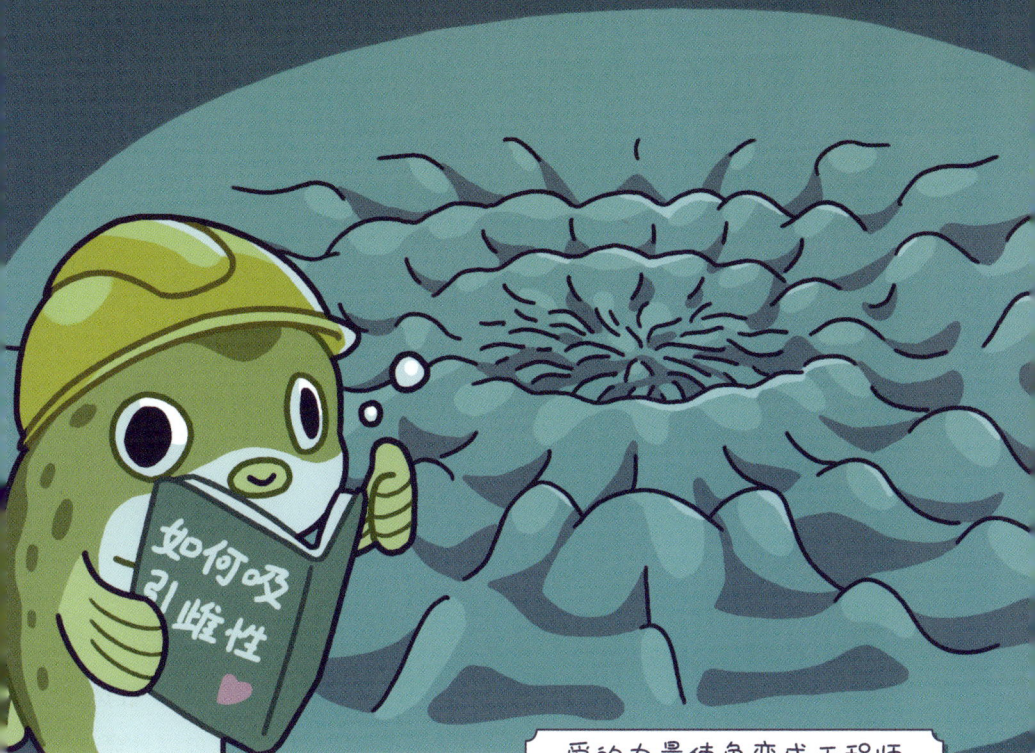
爱的力量使鱼变成工程师

将自己的基因传递给下一代。这不仅是动物界的普遍现象，在人类社会中同样适用。我们每个人都可以努力发展自身优势，提升在异性眼中的吸引力。

生殖需要有性别吗？

常见进行无性繁殖（asexual reproduction）的生物有草履虫和土豆。与无性克隆繁殖不同，多数动植物都演化出了有性繁殖的方式，此时性选择的优势便得以体现。无性繁殖意味着每个个体的基因组完全相

无性繁殖

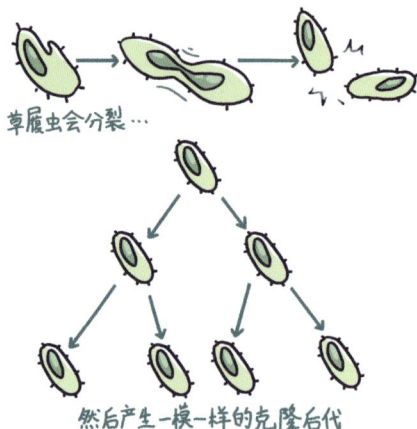

草履虫会分裂…

然后产生一模一样的克隆后代

有性繁殖

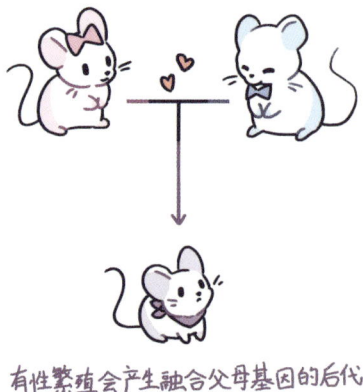

有性繁殖会产生融合父母基因的后代

无性繁殖与有性繁殖的区别

同，一旦有一种致命的微生物来袭，整个物种就可能全军覆没。比较典型的例子是 1845—1852 年的爱尔兰饥荒，这场饥荒导致爱尔兰人口锐减 1/3。罪魁祸首是一种真菌，它感染土豆后引发土豆晚疫病，造成土豆歉收。土豆是一种既可以无性繁殖，也能够有性繁殖的植物。当时人们都采用无性繁殖的方式种植土豆，这就使得每个土豆都拥有一样的基因。所以当病害来袭，土豆田便全部遭殃。但要是土豆田是通过有性杂交培育出来的，在无数种基因配对的可能性中，或许就会有部分土豆能够幸免于难。没有基因多样性，就如同只要一个个体"中招"，整个群体就会覆灭。结果土豆晚疫病肆虐时，整个土豆种植园遭受了毁灭性打击，致使爱尔兰人口大幅减少。这充分暴露了无性繁殖的致命弱点——缺乏基因多样性。

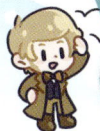

　　相比之下，有性繁殖（sexual reproduction）能有效避免这类情况发生。每个生物都有两组基因，一组来自父亲，另一组来自母亲。19世纪，奥地利遗传学家孟德尔发现，这两组基因能让种群产生更多种类的表型。基因组的重组与搭配，使每个个体都拥有独特的基因组特征，进而产生更丰富的表型变异。这种基因多样性是物种生存和适应环境的关键保障，能避免整个群体在病原体入侵时全部灭绝。

　　一方面，群体基因库中存在多个等位基因，在病原体入侵时，总会有部分个体能够存活下来。更广泛的基因库为后代在环境变化时的自然选择提供了更多可能性。具有有利变异的个体更易存活并繁衍后代，推动整个物种的演化。总之，有性繁殖相较于无性繁殖优势明显，这就是为什么在漫长的演化进程中，大多数复杂生物都采用了有性繁殖的方式。这种机制不仅能有效抵御病原体的侵袭，还能助力物种更好地适应不断变化的环境，确保其长期生存与发展。

主动人为选择 —— 五花八门的狗狗

　　人类是影响物种演化的重要因素。与历经数百、数千甚至数万年才能完成的自然选择不同，人为选择耗时更短、速度更快，且具有更强的计划性与目的性。如今种类繁多的犬类，正是人为选择的成果。早在万年前的游猎时期，人类就开始驯化狼。那时，人们倾向于挑选外貌可爱、性格温顺听话的小狼，并将它们留下驯养。随着人类文明步入现代，狗狗的演化发展进入快车道，经过有意识的选择与繁育，这些毛茸茸的生灵演化出了更为讨喜的性格、温和友善的面容以及漂亮的皮毛。

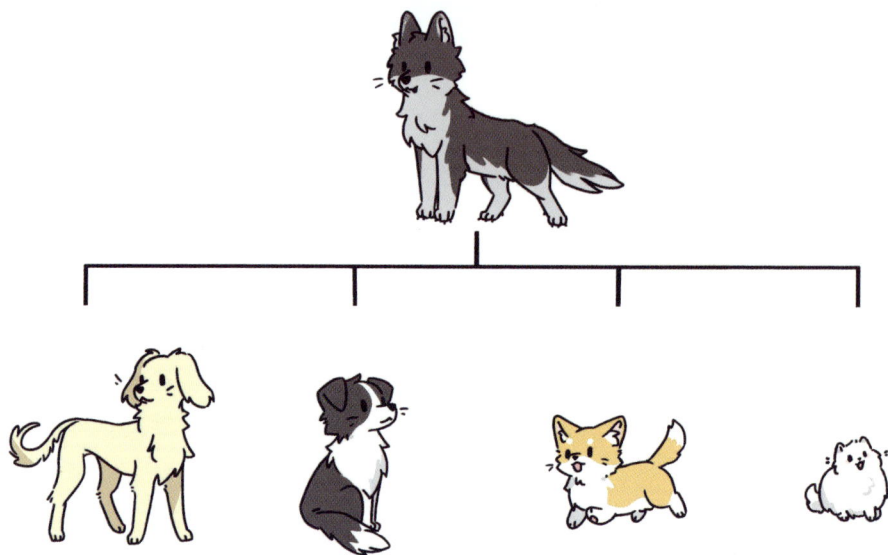

我们的祖先都是狼哦

　　后来，为了满足不同的工作需求，人们开始培育各种用途的狗狗品种。例如，为了更好地追捕兔子，培育出体型纤细修长的细犬；为了便于在地面上放牧牛群，培育出矮矮的柯基；还有聪明伶俐、能听懂各种指令的边境牧羊犬，等等。这些不同的狗狗品种不断繁衍，如同树枝般开枝散叶，而它们都拥有共同的狼祖先。

　　有趣的是，尽管一些不同品种的狗狗体型差异巨大，无法自然交配繁衍下一代，但科学家仍能从这些动物身上获取卵子或精子，培育出体型差异极大的狗的杂交胚胎。这是因为它们在近期仍有共同祖先，演化出尚未改变足够多的基因序列，使它们成为完全不同的物种。

　　总之，人类主导的选择与培育，在极短的演化时间内，就让原本单一的灰狼演化出了五花八门的狗狗品种。这些品种各具特色，满足了人类不同的需求。这便是人类作为重要演化因素，影响和塑造"狗"这一

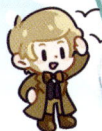

物种的演化历程。

　　那么，人类是如何将凶猛的狼驯化成温顺可爱的狗狗的呢？自 1959 年起，两位苏联科学家针对同为犬科的狐狸展开了驯化实验。该实验的核心原则是，仅挑选和繁殖对人类最友好的狐狸，以此观察人为选择对动物产生的影响。他们最初从爱沙尼亚的一个商业毛皮农场选取了 30 只公狐狸和 100 只母狐狸作为第一代，随后开始驯养。

　　他们在每一代狐狸中，挑选出 10%~20% 最温顺、攻击性最弱的个体来繁殖下一代。经过 40 多代繁殖，涉及约 45000 只狐狸后，实验取得了非凡成果：被选中的狐狸变得极为温顺，渴望与人互动，还会像狗狗一样摇尾巴、呜咽。除了行为上的变化外，这些新一代狐狸还出现了许多意想不到的生理变化，如垂耳、卷尾、毛色改变、头骨变小，甚至失去了典型的麝香味。这些发现表明，仅通过人为选择温顺特性，就能引发一系列行为和生理特征的改变。

　　通过选择温顺特征，人们在几代内就改变了狐狸的神经化学和激素机制。这项驯化实验将数千年的驯化过程浓缩至几十年，因此被视为 20 世纪最重要的生物学实验之一，有助于我们理解驯化的起源。此外，这项实验至今仍在继续，被驯化的小狐狸也开始作为宠物走进人们家中。

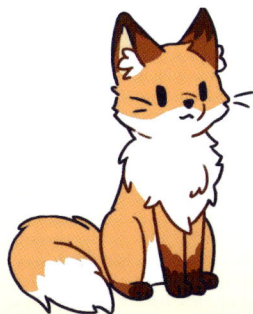

小狐狸，大变化

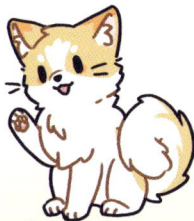

原始的狐狸

多代繁育后，
驯化的狐狸

被动人为选择 —— 超级细菌的诞生

　　与主动人为选择不同，被动人为选择指的是一种并非人类起初有意为之的选择。例如，随着现代医学的迅猛发展，抗生素的使用日益频繁。在医院这种易出现抗生素滥用且细菌大量聚集的环境中，以生存为首要目标的细菌，很容易演化出抗生素耐药性，进而变成一旦引发感染便无药可医的超级细菌。为了防止更多超级细菌产生，如今医院会定期轮换使用多种抗生素。如此一来，当细菌刚对第一种抗生素产生抗性时，突然换用下一种抗生素，便能继续有效杀菌。

　　我们身边常见的超级细菌和耐药性细菌有耐甲氧西林金黄色葡萄球菌（MRSA），这种细菌对甲氧西林及相关抗生素具有耐药性，可引发皮肤感染、肺炎和败血症；对利福平耐药的结核分枝杆菌，因其能抵抗治疗并传播耐药性，成为全球范围内的主要威胁；还有沙门菌和志贺菌，在低收入和中等收入国家尤其令人担忧。

超级细菌，不怕抗生素！

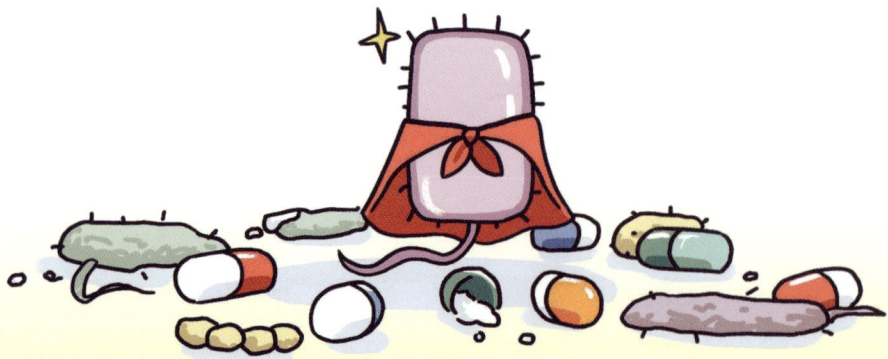

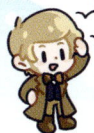

　　除生病时使用抗生素，我们在其他领域也能发现抗生素的身影，而这同样会导致抗生素滥用。农业和畜牧业都存在过度使用抗生素的现象。事实上，全球 66% 的抗生素用于农业养殖动物，而非人类医疗。畜牧业使用抗生素主要是为了预防疾病传播，这样即便在监管不严且养殖密集的环境下，也能保证动物生长速度，降低养殖成本。然而，这样的环境却成了细菌发展耐药性的温床。说不定哪天，新演化出的超级细菌就可能通过肉类、粪便等途径，将耐药菌株传播给人类。

　　不过，让我们生病的有害细菌只是少数，我们身体里还有许多有益细菌，比如肠胃中的一些细菌，能够帮助我们消化和吸收养分。所以，我们一定要谨慎使用抗生素。频繁且大量使用抗生素，不仅会使有害细菌产生耐药性，还可能杀死对我们有益的细菌，破坏人体微生态平衡，如此一来，实在是得不偿失。

演化不一定是进化，也可能是退化

　　你可能或多或少听说过，鲸鱼与河马、牛是亲戚，这是因为它们在演化上关系密切，都属于偶蹄目。在演化过程中，这些陆地生物逐渐发展出四足、皮毛、肺部、骨盆等特征。然而，后来鲸鱼的祖先——巴基鲸重返海洋。为适应水中生活，它们不再需要后肢，于是后足和骨盆逐渐退化。这一现象看似体现了"用进废退"原则，即"当不再使用某个器官，该器官就会退化"。但实际上，这是一种误解。鲸鱼后足并非单纯因不用而变小，而是在水中，后足即便退化也不影响生存，这种退化特征才得以保留下来。

用进废退？ ✗

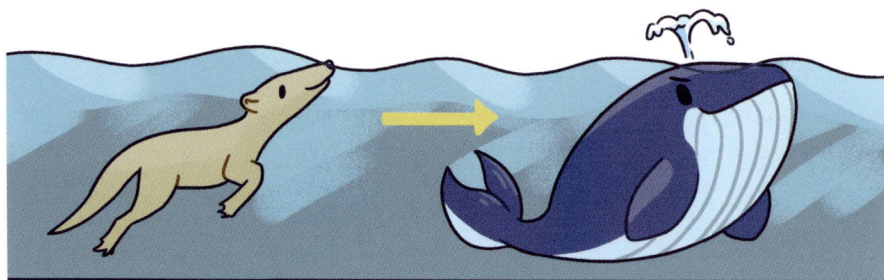

"不用后腿游起来就是方便！"

"不小心丢了，算了。" ✓

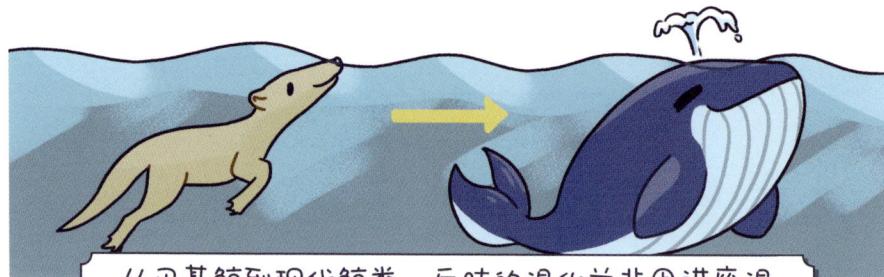

"没腿了吗？问题不大的啦~"

从巴基鲸到现代鲸类，后肢的退化并非用进废退

我们人类身上也存在一些退化器官。比如，人类虽没有尾巴，但仍保留着尾骨；阑尾作为一段特化的肠管，在我们祖先时期具有消化食物的功能，可如今它似乎除了会引发炎症，作用已不大；我们耳部的肌肉相较于其他动物，灵活性也大不如前，不过这并未影响我们祖先的生存，所以就这样代代相传。直至今日，我们仍能看到器官退化的过程，智齿就是一个例子。

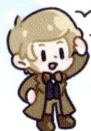

环境、捕食者、性选择与虹鳉鱼的选择

虹鳉鱼身体花纹会因多种因素发生改变，其中蕴含着一个个选择的故事。一般来说，捕食者倾向于选择更容易在环境中隐藏的花纹，而在性选择方面，雌性虹鳉鱼则偏好选择在环境中更为显眼的花纹。

🌿 细砾石环境下……

有捕食者时

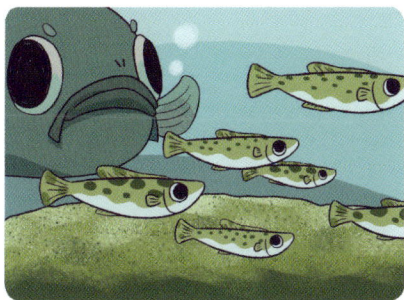 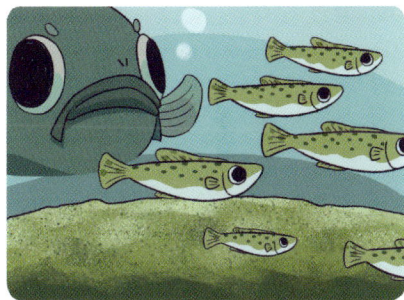

无捕食者时

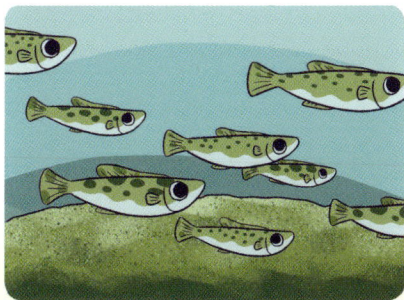 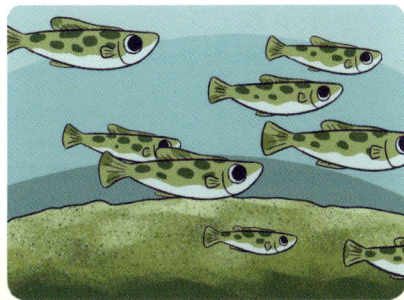

例如，在细砂石环境中，若有捕食者存在，大斑点的虹鳉鱼因更为醒目，更容易被捕食，而带有伪装色的细斑点虹鳉鱼则得以留存并繁衍。但当没有捕食者时，雌鱼会将大斑点的雄鱼视为理想的交配对象，从而使种群诞生更多大斑点的后代。

在粗砂石环境下，情况则截然相反。细斑点的虹鳉鱼在这种环境中更为醒目，更容易被捕食者吃掉，所以大斑点的虹鳉鱼数量会更多。而当没有捕食者时，雌鱼会偏向选择更为醒目的细斑点雄鱼。

粗砾石环境下……

有捕食者时

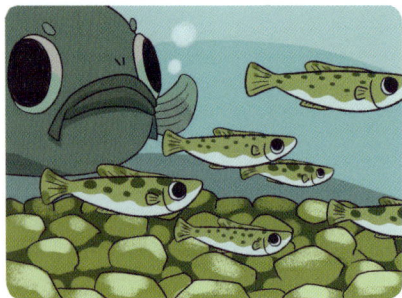
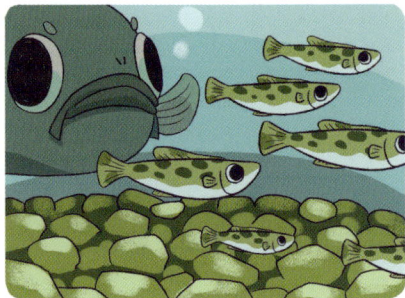

无捕食者时

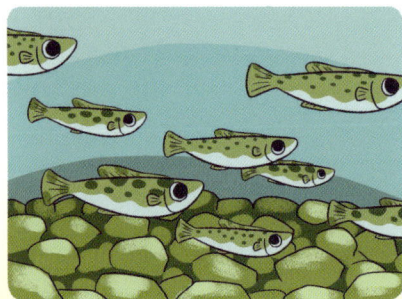
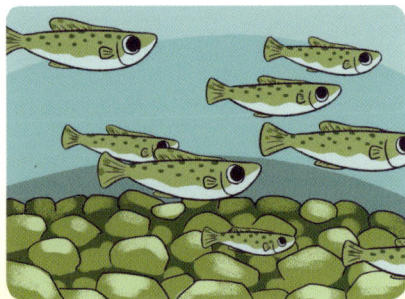

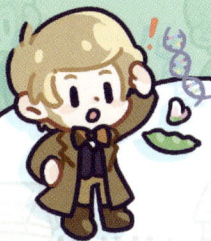

第二章

演化论与我们的基因

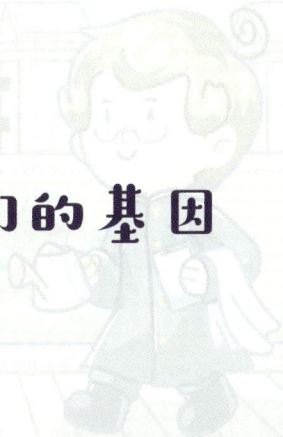

　　相较于达尔文通过化石研究演化论，现代医学从基因角度审视这些问题。尽管基因相关观念较为复杂，却能让我们更精确地洞察演化进程。基因的发现历程漫长，科学家们历经多年才逐步揭开遗传学的神秘面纱。

　　现代遗传学是从孟德尔对豌豆的实验开始的⋯⋯

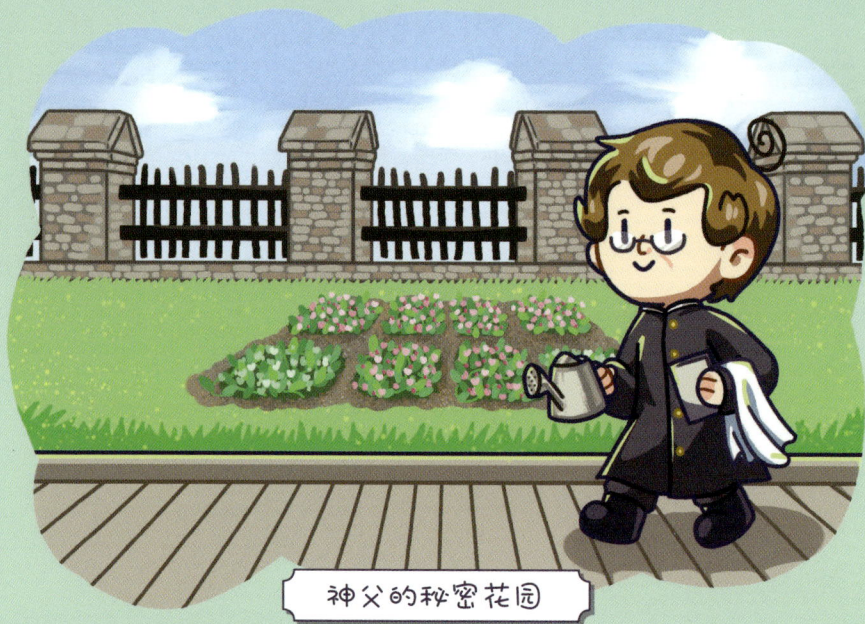

神父的秘密花园

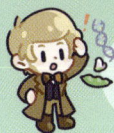

格雷戈尔·孟德尔

格雷戈尔·孟德尔（Gregory Mendel，1822—1884）于 1822 年 7 月 20 日出生在奥地利帝国西里西亚的海因岑多夫村（现今捷克的亨奇采）的一个农民家庭。尽管家境贫寒，但父母皆是园艺家，在家庭氛围的熏陶下，孟德尔自幼便对植物生长与开花有着浓厚的兴趣。

孟德尔是个不折不扣的学霸。1840 年，他毕业于特罗保的预科学校，随后进入大学哲学学院，学习理论哲学与物理学。1843 年，因家庭经济困难，他辍学进入圣汤玛斯修道院成为修士。不过，4 年后他被任命为神父，并在一所中学担任希腊文和数学代课教师。

1851—1853 年，孟德尔在维也纳大学继续深造，学习物理、化学、数学、动物学及植物学。1854 年，他在技术学校继续担任物理学和植物学代课教师。

在闲暇时光，孟德尔在修道院里担任神父，但他更热爱自己的研究工作。他尤其热衷于研究豌豆，每当有客人参观豌豆园时，他都会自豪地说："这些豌豆就如同我的儿女！"通过对豌豆的杂交实验，孟德尔发现了生物遗传的基本规律，其中包括显性和隐性基因以及自由组合定律等，这些规律为后世遗传学的发展奠定了基石。

1884 年 1 月 6 日，孟德尔在布尔诺与世长辞，他留下的科学成果彻底改变了我们对生物遗传的认知。然而，在他生前，其研究成果并未得到广泛认可，直至 20 世纪初才被重新发现与证实。

小豌豆的"音乐之声"

孟德尔既是奥地利修道院的神父，也是醉心钻研生物学的科学家。1856 年，从维也纳大学深造归来的孟德尔，在修道院的花园里开启了为期 8 年的豌豆实验。

他对豌豆展开了细致入微的实验，系统地探究遗传模式。通过在 2.7 万株植物中仔细追踪 7 个不同特征，他发现了遗传的基本规律，揭示了特征如何从亲代传递至子代。他将具有不同特征的豌豆相互

豌豆的排列组合图

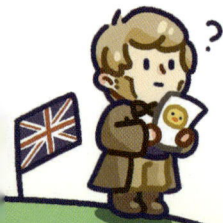

杂交并观察变化，从而发现了豌豆拥有两套基因的奥秘——所有生物体，包括豌豆和人类自身，都有两组基因拷贝，一组来自父本，另一组来自母本。

在此，先引入一些遗传学概念：基因是遗传信息的基本单位。大写字母（如 A）代表显性基因，当基因组中存在至少一个显性基因时（AA 或 Aa），显性基因所对应的特征就能显现出来；小写字母（如 a）代表隐性基因，只有当基因组为 aa 时，隐性基因特征才会显现。

当两株基因分别为 AA 和 aa 的一代豌豆杂交时，后代基因皆为 Aa，表现出显性特征。但如

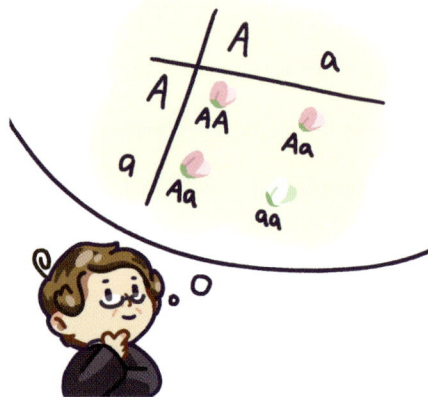

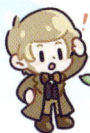

果父系和母系基因均为Aa，如孟德尔所设想的排列组合图所示，后代中显性的粉色豌豆花出现概率为 3/4，隐性的白色豌豆花出现概率为 1/4。此外，在孟德尔进行实验的同一时期，达尔文的演化论也问世了。孟德尔仔细研读了达尔文的著作，并从中汲取了丰富的知识养分，这对他后续的研究起到了一定的推动作用。

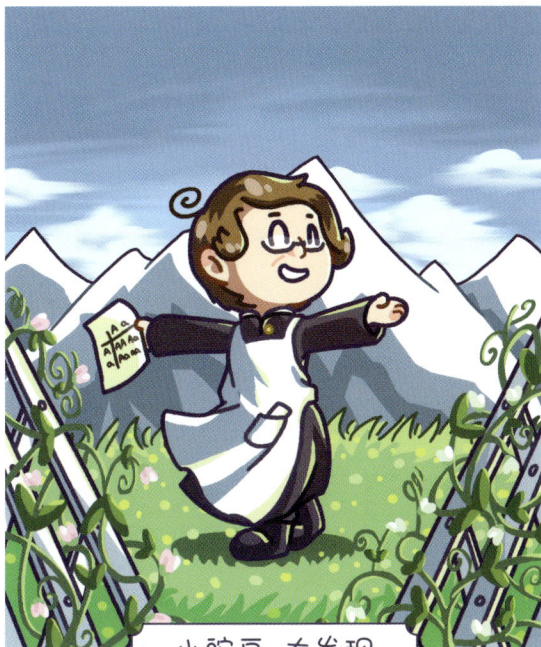

小豌豆 大发现

后来，孟德尔还在其他植物上开展了类似实验，以证明该遗传规律适用于大多数植物。至此，孟德尔发现了遗传的基本规则，并在 1865 年便迫不及待地对外公布了自己的研究成果。

然而，对于当时的人们来说，这项实验似乎过于超前，无人能够跟上他的思维步伐。当时网络尚未出现，交通不便，学术交流困难重重，达尔文也未曾知晓孟德尔这一有趣的研究。于是，孟德尔通过精心培育豌豆所发现的秘密，就这样被尘封了 35 年。直到 1900 年，他的工作才被重新发现和认可。

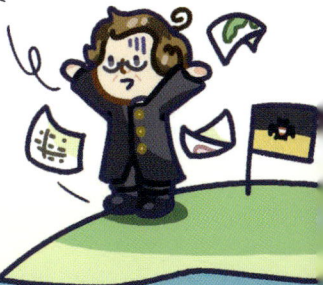

都怪英吉利海峡！

DNA 双螺旋结构的发现

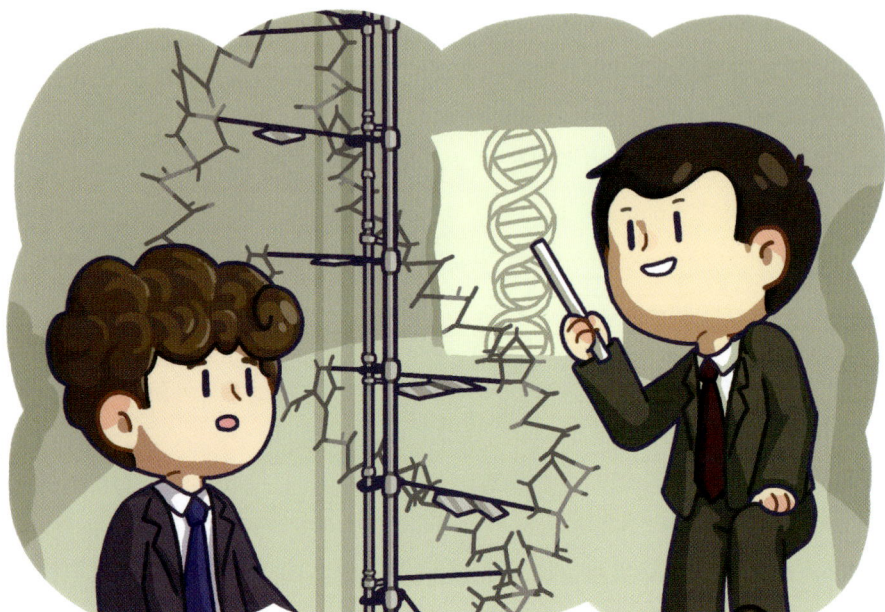

构建双螺旋结构模型的沃森（左）和克里克（右）

1951—1953 年间，弗朗西斯·克里克（Francis Crick，1916—2004）与詹姆斯·沃森（James Watson，1928—　）都对"DNA 究竟是什么"这一问题深感兴趣。二人在剑桥大学相识后，一拍即合。凭借丰富的理论知识，他们着手搭建在脑海中构思无数次的模型，共同揭开了 DNA 结构的奥秘，提出了 DNA 双螺旋结构学说。

在 DNA 结构的发现历程中，还有一位科学家功不可没，她就是罗莎琳德·富兰克林（Rosalind Franklin，1920—1958）。1952 年，富兰克林拍摄下著名的 DNA 晶体"照片 51"，这张呈现"X"形的照片，成为破解 DNA 双螺旋结构的关键线索。
1953 年，沃森和克里克正是借助富
兰克林发现的 DNA 晶体结构，提出
了 DNA 的三维结构，这堪称 20 世
纪最重要的科学发现之一。他们通过
X 射线衍射实验与模型构建，最终确
定了DNA独特而有趣的双螺旋结构。
这一发现阐释了 DNA 从双链复制为
4 链、8 链……的机制，为后来的分
子生物学与基因工程奠定了基础。这
一重大发现，进一步证实并发展了达

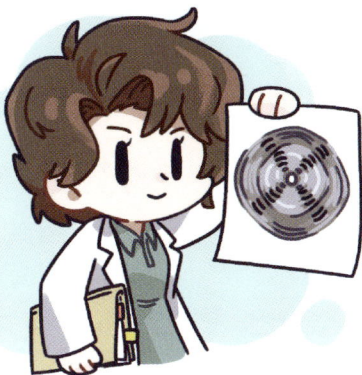

罗莎琳德·富兰克林发现的
DNA 晶体结构

尔文基于化石证据的自然选择理论。DNA 的结构与功能和生物的适应与演
化紧密相连，两项理论共同完善了演化生物学的概念。

　　脱氧核糖核酸（deoxyribonucleic acid，DNA）是生命的基石，它宛
如一本精密的遗传密码本，记录着生物体的全部遗传信息，其组成包括脱
氧核糖、磷酸以及腺嘌呤（A）、鸟嘌呤（G）、胸腺嘧啶（T）和胞嘧啶（C）
4 种碱基。它承载着生物的遗传信息，在亲代与子代间代代相传，绵延不绝。
DNA 的结构由两条相互缠绕的单链构成，形成双螺旋结构。其中，A 只能
与 T 配对，G 只能与 C 配对，这种特定的碱基配对方式是 DNA 复制的基础，
也使得 DNA 双螺旋结构更为稳定。

　　DNA 能够作为遗传信息的模板进行复制。细胞分裂时，DNA 会先自
我复制，产生两个新的双链分子，每个分子都包含一条新合成的单链与一
条原有的单链。这种半保留复制机制确保了遗传信息的稳定传递。DNA 双
螺旋结构及其特定的碱基配对原理，是 DNA 作为遗传物质的核心所在，
为生命的遗传与复制奠定了基础。

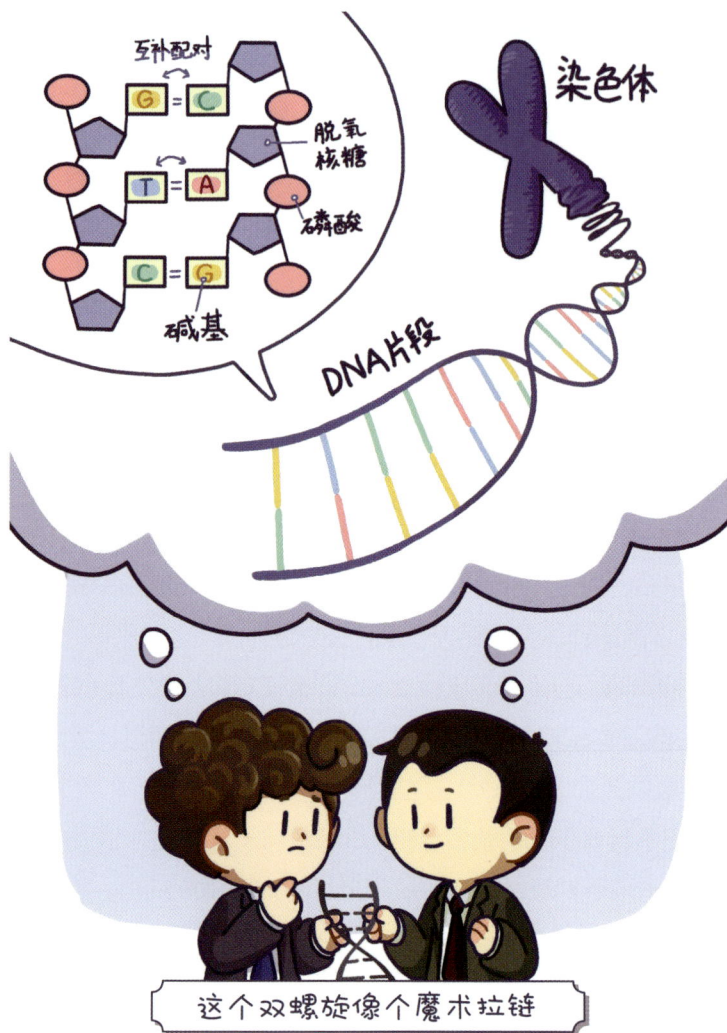

互补配对

G = C

脱氧核糖

T = A

磷酸

C = G

碱基

染色体

DNA片段

这个双螺旋像个魔术拉链

　　DNA 双螺旋结构的发现，彻底改变了人类对遗传信息存储与传递方式的认知。DNA 的线性片段是基因的基本单位，每个基因如同珠子般排列在染色体上。我们的基因组由 23 对染色体组成。这一具有里程碑意义的发现，为生物学、遗传学以及现代医学的发展筑牢根基，开启了 DNA 时代。

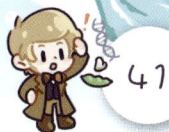

染色体共源性——染色体拼图

　　基因在染色体上的排列，宛如一串彩色珠链。对不同生物体的基因和染色体展开研究，有助于科学家洞悉不同生物体之间的关联。科学家通过追溯基因的共同祖先，以及分析基因在染色体中的排列方式，能够获取精准的演化信息。从基因层面交叉审视不同生物时，研究人员发现这些"彩色珠链"存在诸多重复的基因序列，而且这些同源基因的功能极为相近。这表明所有生物都拥有一个携带这些基因的共同祖先。

　　简而言之，若两个生物的基因组中，部分基因"珠链"的排列顺序依旧维持不变，我们便认为这两个生物拥有共同祖先。原因在于，这些基因在染色体上保留了原本"珠链"的排列顺序，未发生大规模的重排。

人鼠一家亲

　　例如，人类和老鼠虽属于不同物种，但两者染色体上的基因排列顺序存在诸多相似之处。这意味着人类和老鼠拥有共同祖先，在漫长的演化进程中，这些基因始终保持着在染色体上如彩色珠链般的排列。

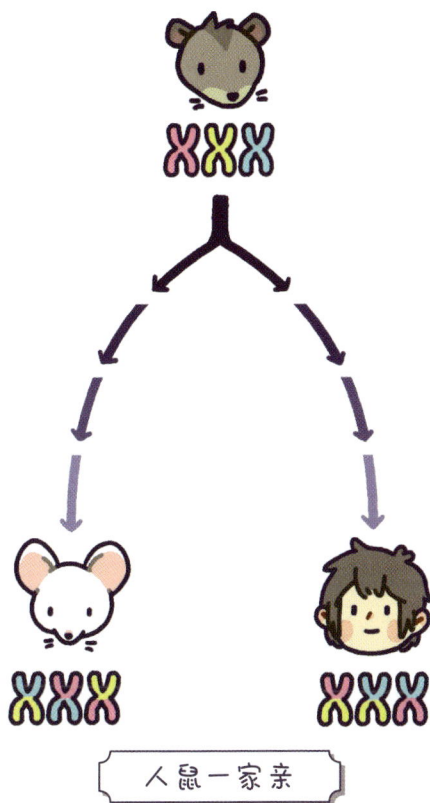

如果将老鼠的染色体依次排列，尽管无法与人类的每对染色体完全匹配，但其各个组成部分均能在人类染色体上找到对应的"珠链"排列顺序，恰似一幅尚未被完全打乱的拼图。总之，借助染色体上基因的"珠链"排列顺序，我们得以从基因组的视角探究生物的演化历程。

基因突变——从恐龙到鸟

基因突变（mutation）是指在细胞分裂以及 DNA 复制过程中，偶尔会出现一些随机错误，致使 DNA 碱基（A、T、C、G）的排列顺序发生改变。此外，宇宙射线以及某些化学物质也可能诱发基因突变。尽管基因突变颇为常见，但多数情况下，它们对我们的身体并无显著影响。只有当突变致使蛋白质的结构或功能出现异常时，才会呈现出可见的变化。而这种情况发生的概率极低，仅占总突变数的 1% 左右。

基因突变可能发生在我们体内的体细胞或生殖细胞当中。若体细胞发生突变，我们有可能罹患癌症。例如，香烟中含有数十种致癌物质，吸烟会引起基因突变，增加患肺癌的风险，就连周围吸入二手烟的人也可能因此患上肺癌。对于生殖细胞而言，突变则有可能遗传给我们的后代。

不过，并非所有的基因突变都是坏事。有时候，一些突变有利于生物适应不断变化的环境。这些极少数的有益突变，恰恰是推动生物演化和适应环境的动力。就像鸟类，便是由恐龙历经漫长的演化进程，经过无数次微小的基因突变最终形成的。

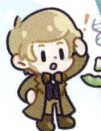

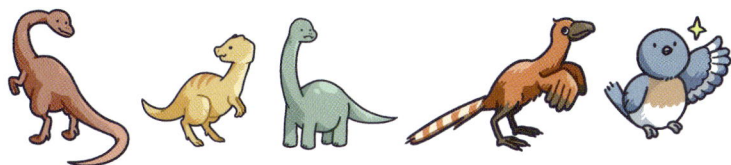

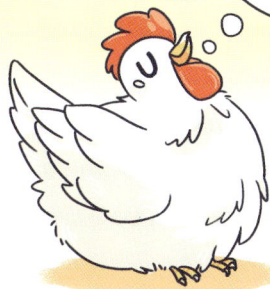

我可是恐龙的后裔！

　　总之，基因突变并非罕见现象，而是我们日常生活中普遍存在的一种自然过程。虽然大多数突变对我们影响不大，但偶尔会出现有益突变，进而推动生物的演化与适应。所以，我们无需对基因突变感到恐惧，而应了解它在自然界中的重要作用。正是这一次次极为罕见、却能让生物成功适应环境的突变，造就了世间万物如今的模样与多样性。从化石证据可知，鸡是经过恐龙一次次突变，历经千万年演化而来的。

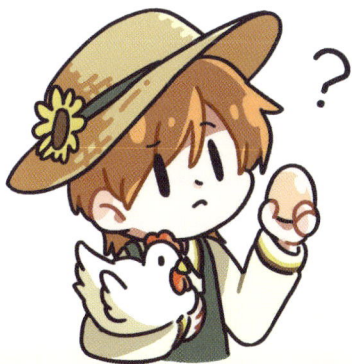

　　既然我们知晓鸡是由恐龙演化而来的，那么在演化生物学中便出现了一个有趣的问题：到底是先有鸡还是先有蛋？

彩蛋：答案可以在本书最后找到。

发育的可塑性——相同配方，不同成品

虽然基因在我们身体发育过程中起着关键作用，但是环境同样也会对基因的表现产生影响。决定我们外貌的特征，是基因与发育过程共同作用的结果。这些特征可分为单基因和多基因两类，其中一类是固定特征，如血型和瞳孔颜色等，从出生起便已确定，由基因精准编码，如同建造房子的蓝图，不会随发育进程而发生改变。另一类特征则是在基因于发育过程的"指导"下形成，会随着发育阶段的变化而有所不同，比如手背上的血管分布及指纹，基因并不是像造房子的蓝图那样精确决定血管和指纹的每

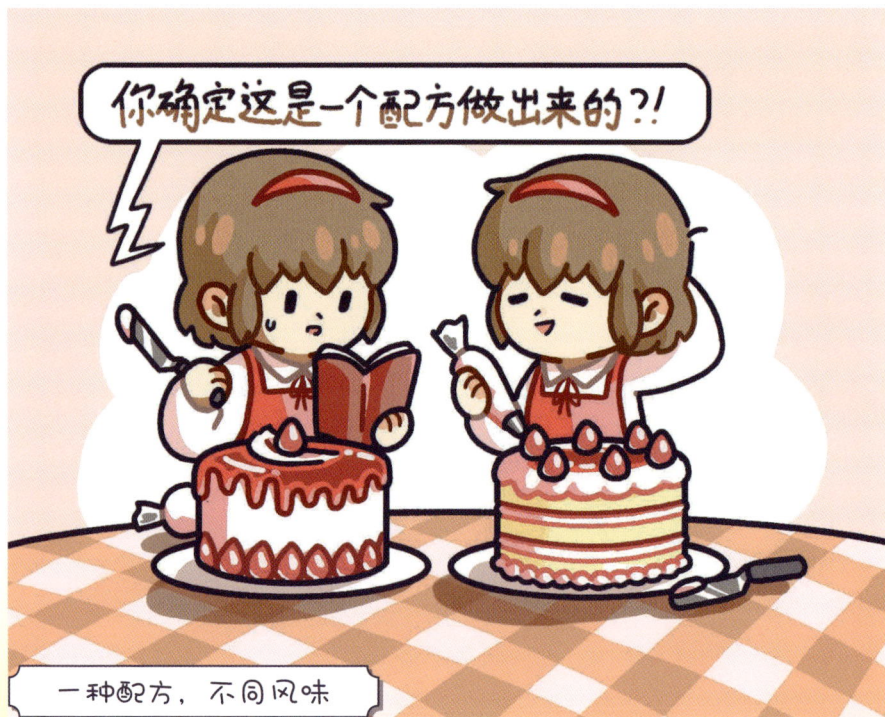

你确定这是一个配方做出来的?!

一种配方，不同风味

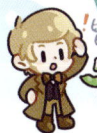

一个细节。这些特征具有可塑性，类似按照食谱烘焙出的蛋糕，会受到多种因素影响，并非完全由基因精确决定。即便同卵双胞胎，他们手背上的血管分布和指纹也不尽相同，原因在于血管分布和指纹的形成虽受基因影响，但并非完全由基因精确决定，就好比两个人用相同原料和方法制作蛋糕，最终蛋糕的外观和口味却可能存在差异。

总之，我们的外表既包含由基因决定的固定特征，也有在发育过程中会变化的可塑特征。这些特征的形成都离不开基因的"指导"作用，充分体现了基因与发育过程的紧密联系。含有众多基因遗传信息的染色体，更像是一份仅给出步骤指导的烘焙食谱，而非精确到每一步的建筑蓝图。例如，在营养充足环境下成长的人，身高往往会高于在营养不良环境下成长的人。所以，我们应重视改善生活环境，为身体健康创造良好条件。基因与环境相互影响，我们既要珍视自身基因，也要注重改善生活环境，让身体能够健康快乐地成长。

演化论与我们身边的转基因

"转基因"一词频繁出现在我们手机里的微信文章以及新闻报道中，其中大多数内容都在"讲解"转基因的种种危害，还有不少产品会在包装上标注"不使用转基因食材"，以此表明自身产品健康纯天然。久而久之，大家似乎形成一种观念：只要是带有"转基因"这3个字的食物，吃了就可能危及健康。然而，事实真的如此吗？在相信并支持这些观点之前，你是否深入了解过"转基因"究竟是什么呢？

转基因的定义其实很简单，就是人为改变一个有机体的基因，使其具备我们期望的特性。实现人为改变基因有多种方法，其中最简单的方法就

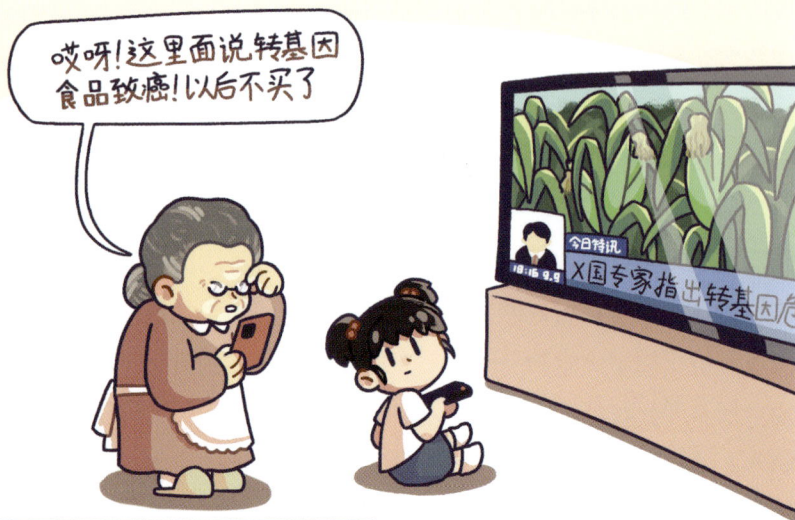

哎呀！这里面说转基因食品致癌！以后不买了

今日特讯 X国专家指出转基因危

儿时常常听到这样的传言呢

是人为选择。从演化角度看，我们的祖先很早就开始人为挑选适合食用的谷物、蔬菜、水果等，由此造成的基因改变都属于转基因范畴，所以我们日常所吃的食物实际上都可算作"转基因"食物。反过来说，也就不存在所谓"纯天然"食物了，因为如今我们能接触到的所有作物，都是人们经过代代培育得到的成功转基因品种。

很久很久以前，我们的祖先就已开启改变农作物基因的进程。为了获取足够食物，人们会挑选产量高、易种植、果实又大又美味的作物，并收集它们的优质种子，来年再次播种。经过多年筛选，这些作物的基因发生变化，产量和质量不断提升。这些基因变化并非自然发生，而是源于具有计划性和目标性的短时间选育。但这种方法存在局限性，后来科学家发现了基因，并利用杂交手段改良作物。现代科学家能够改变1个或几个基因，制造出转基因食品。这些转基因作物不仅产量更高、抗虫性更强，还能让

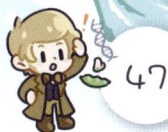

水稻从1年生变为多年生。这标志着农作物选育进入新纪元。所以，我们不应片面地认为转基因食品对身体有害，事实上，如今我们吃的几乎所有食物，都是经过人为选择的转基因食品。

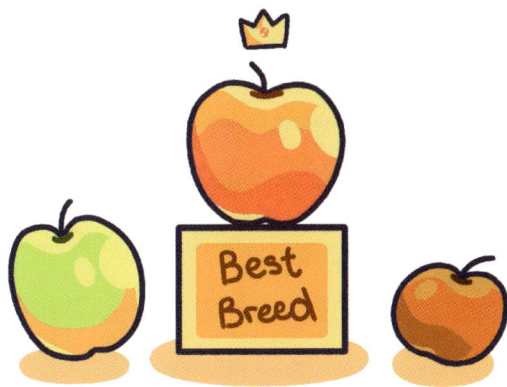

此前我们探讨过孟德尔提出的父母系两个基因拷贝的理论，以及相关的显性和隐性基因概念。

代代培育出来的成功转基因品种

隐性基因通常对生物体有害，由于只有显性基因会表达，隐性基因便隐藏在我们的基因组中未被表达。"杂种活力"这一术语就源于显性－隐性基因概念：不同遗传背景的生物体交配后，其后代往往比父系和母系更加强壮健康。这是因为杂交后，隐性有害基因会被显性优良基因掩盖。反之，如果父母系关系相近的品种进行交配，隐性遗传病就更容易在后代身上出现。

杂种优势在多个物种中均有显著体现。农作物方面，现代杂交玉米品种对肥料的响应更佳，产量显著提高；杂种水稻产量比纯系品种高出约20%。杂交番茄也具备果实更大、成熟期提前等优点。

在家养动物领域也同样存在杂交优势，例如家犬通过杂交可增大体型和力量；猪的混种育种能提升不同品种的性能。动物杂交常见的优势包括肉料比增加、体型增大、生育力提高、疾病和害虫抗性增强以及环境适应性改善。

在人类社会中，血缘关系较远的人通婚，通常会孕育出更健康强壮的后代；而血缘关系密切的人通婚，则可能导致后代患上"隐性"遗传病。

比如过去的欧洲王室，由于频繁紧密的联姻，一些皇族遗传病频发。英国维多利亚女王携带一种隐性基因突变，会引发出血性疾病血友病，这种疾病有时被称作"王室疾病"，因为它影响了19世纪和20世纪的英国、德国、俄罗斯和西班牙王室。由于该病一般只在男性中显现，不少王子患上该病，20世纪初俄国罗曼诺夫王朝的王子就是典型例子。

杂种优势的运用与杂交水稻

袁隆平爷爷的杂交水稻想必大家并不陌生。杂交水稻正是巧妙利用了杂种优势，使得水稻具备更强的抗病性，能够在多样的环境中顽强生长；同时，稻穗结籽更多，稻粒更大，有效提高了单次收割的产量与质量。

自1967年起，袁隆平带领的科研小组便全身心地投入寻找不育系水稻的艰巨任务中。要知道，雄性不育的突变水稻极为稀少。直至1970年10月，袁隆平的团队才在海南幸运地发现了一株野生不育稻，并将其命名为"野败"。这株不育稻在后续的杂交水稻发展历程中，发挥了举足轻重的作用。

到了20世纪70年代，为了持续培育出优势最大化的杂交一代，袁隆平开始采用三系杂交法进行水稻种植。顾名思义，三系杂交就是借助3种不同的水稻品种，源源不断地培育出具有杂种优势的杂交稻。

水稻是雌雄同体的植物，能够自花授粉，这意味着它可以进行无父母系的无性繁殖。然而，只有不同种类的水稻杂交产生的下一代，才会展现出显著的杂种优势。但如果杂交一代继续通过自花授粉繁殖，就会出现自交衰退现象，致使后代丧失优势基因。

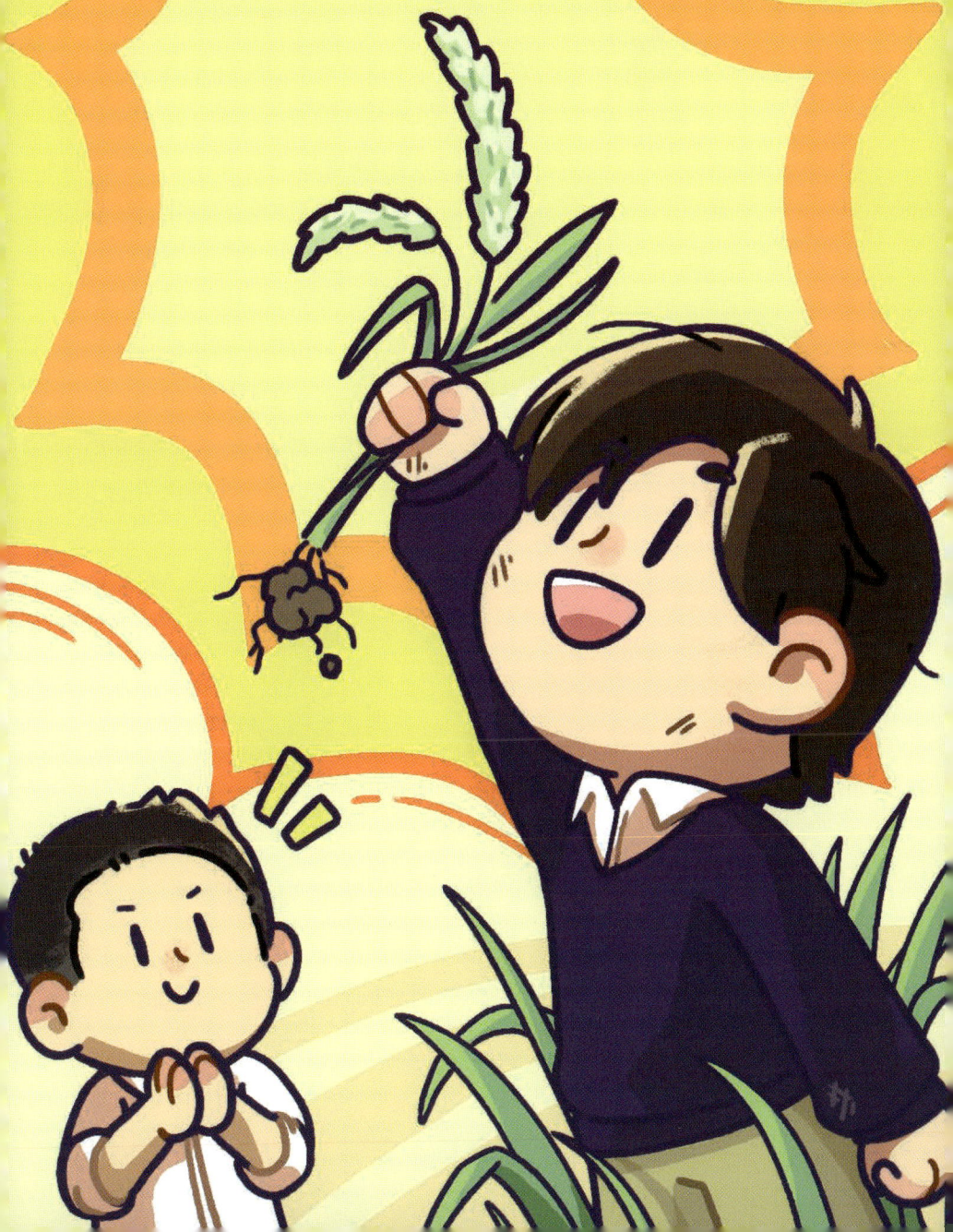
不育系水稻：野败的发现

不育系　保持系

更多!
不育系

恢复系

杂交水稻种子

播种

米　米

丰收!

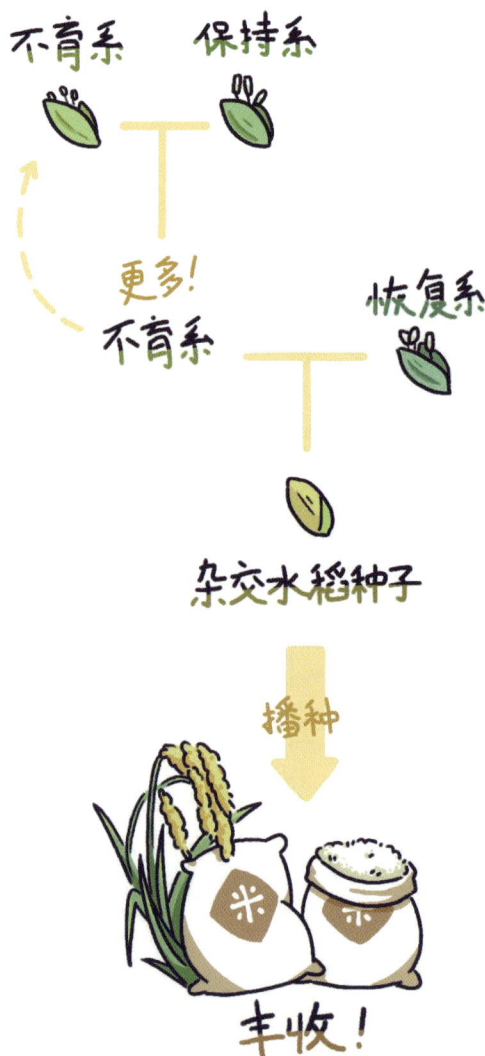

袁隆平的三系水稻杂交

袁隆平成功培育出 3 种水稻，分别为不育系、保持系和恢复系。其中，不育系是指雄蕊功能发育不全，但雌蕊功能正常的突变水稻，这样便可以通过人工授粉，利用其他品种的花粉与之杂交；保持系水稻与不育系杂交后，能够继续产出更多雄性不育水稻，从而维持不育系的基因与数量；恢复系水稻则是与不育系杂交后，能够产生具有杂种优势的水稻品种。

除了实现增产，科学家们还深度挖掘了杂交水稻的其他潜力。例如，培育出能在盐碱地生长的"海水稻"、富含更多营养成分的"黄金稻"，以及减少大米中对人体有害微量元素镉的"低镉稻"。这些创新成果让我们的饮食变得更加健康、营养丰富。总之，杂交水稻的发展历程充分表明：只要合理运用遗传学知识，我们就能创造出更多令人惊喜的成果与奇迹。

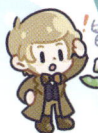

袁隆平

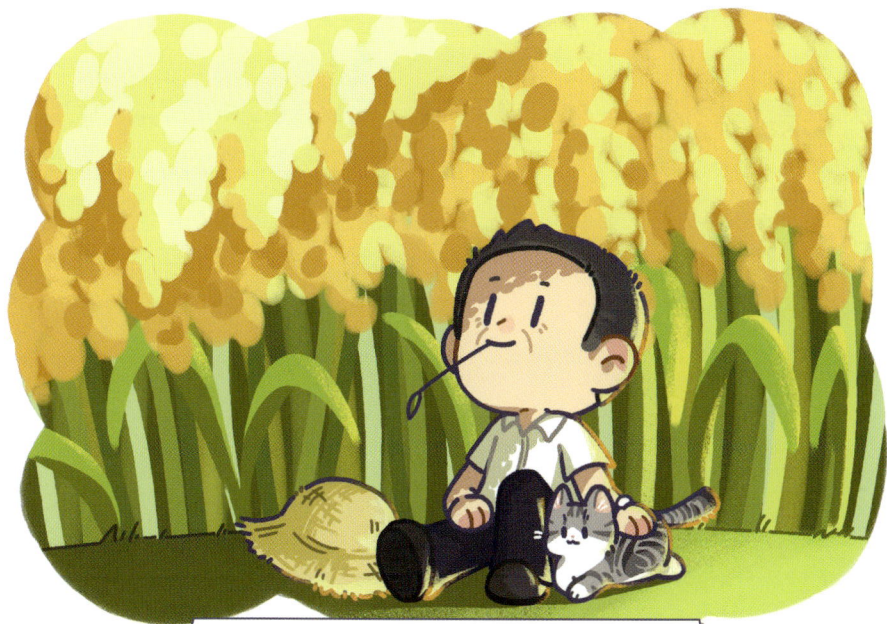

喜欢猫咪的科学家的禾下乘凉梦

　　有意思的是，袁隆平爷爷是一位非常喜欢猫咪的农业科学家。他从小就特别喜欢猫咪，这种可爱的小动物给他带来了无穷的快乐。

　　成年后，袁隆平爷爷开启了他的科研事业。他一生都在为人类的粮食问题而努力奋斗，致力于研究水稻增产的方法，并成功研发出杂交水稻技术。这项技术不仅大幅提高了水稻产量，还使水稻能适应不同的气候条件。袁隆平的杂交水稻研究极大地提升了中国的粮食生产能力，让中国成为世界水稻育种技术最先进的国家之一，中国水稻产量占全球近 40%。他的技术不仅改变了中国的粮食生产格局，也对全世界产生了深远影响。袁隆平的杂交水稻在亚洲、非洲的推广种植面积超过 700 万公顷。

　　尽管袁隆平爷爷取得了巨大的成就，但他始终保持着孩童般的梦想：他梦想有一天能坐在巨大的稻穗下乘凉。这个梦想看似简单，却体现了他对大自然的热爱和对美好生活的向往。这种执着的精神也助力他在科研道路上取得了辉煌的成就。袁隆平爷爷的事迹给我们留下了深刻的印象，他用自己的智慧和双手改变了世界，让更多的人免于饥饿。我们应该学习他的精神，为自己的梦想而努力奋斗。袁隆平爷爷所研发的杂交水稻技术，不仅对中国，乃至对全世界的粮食生产都有着深远的影响。

基因工程

　　"基因工程"这项技术听起来或许较为复杂，但实际上已在我们的日常生活中广泛应用。基因工程是一种以直接操作、改造生物基因为核心的现代生物技术手段。科学家能够从一种生物体内提取特定基因，然后将其插入到另一种生物的基因中，以此改变生物的特性，使其产生新的功能。这种直接剪辑基因片段来改变生物基因的方式，听起来仿佛出自科幻小说，也更符合大众对"转基因"的想象。然而，早在 20 世纪 70 年代，这项技术就已实现并得到广泛运用。1982 年，科学家首次在细菌中成功合成人体胰岛素，这成为基因工程的首个重要研究成果。

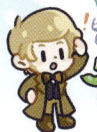

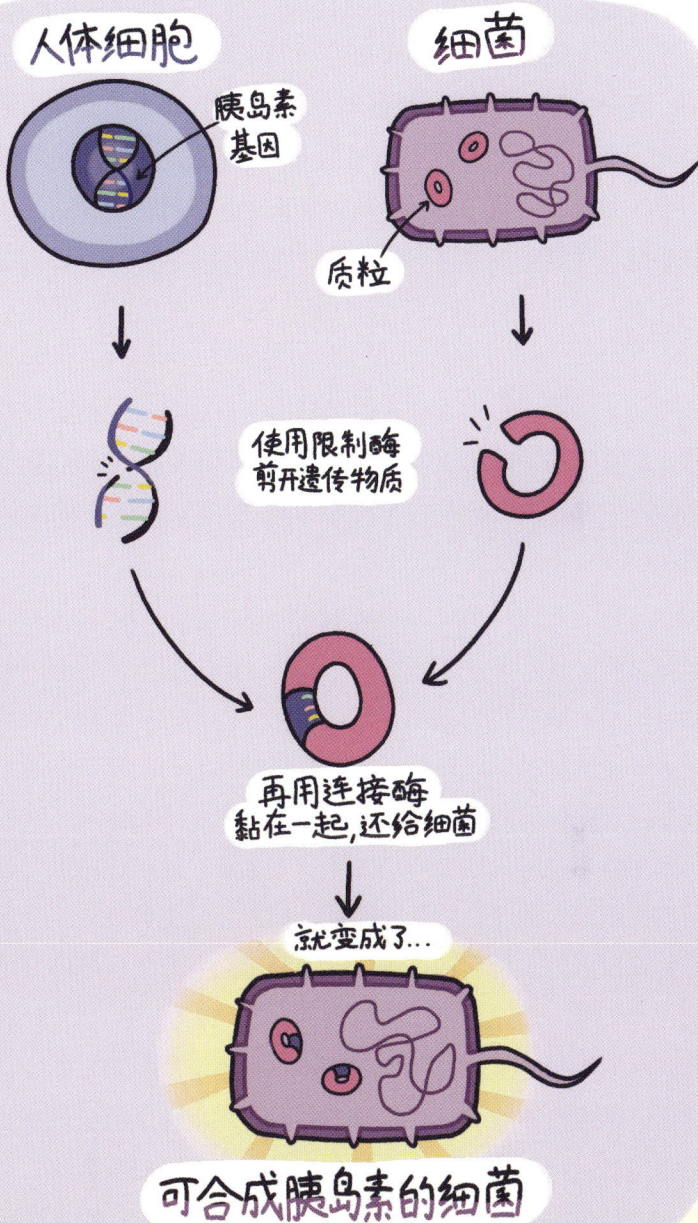

　　早期的医用胰岛素均从动物身上提取，但这类胰岛素并非最适合人体，难免存在一定的免疫排斥性。于是，科学家将目光投向了细菌——这种结构简单、基因易变且增殖速度极快的生物。通过从人体细胞中提取人类合成胰岛素的基因，并"插入"到细菌的DNA中，就能让细菌在增殖的同时生产出人类胰岛素蛋白。当细菌分裂到一定数量时，便可通过人工手段提取胰岛素。同样的技术还可用于生产不同的生物激素，如人生长激素。如今，人类已能够利用基因工程大规模生产多种疫苗、抗生素、抗体等药物。

　　除了制造药物，基因工程还可直接用于疾病治疗。基因治疗是将正常基因导入患者体内，以纠正或补偿缺陷与异常基因，从而治疗各类疾病。这种治疗方法主要针对严重危害人类健康的疾病，包括遗传病、恶性肿瘤、心血管疾病以及感染性疾病等。

　　如今，基因治疗技术已成功应用于部分遗传病的研究与治疗，如镰状细胞贫血、地中海贫血和杜氏肌营养不良。这些遗传病轻则影响生活质量，重则危及生命。镰状细胞贫血，顾名思义，患者的红细胞会变成镰刀状，这种异常形态使红细胞变形能力下降，且容易相互黏附、聚集，导致血液无法在血管中顺畅流动，进而引发疲劳、手脚肿胀和疼痛、脾脏功能受损以及感染风险增加等。地中海贫血多发于儿童，这种遗传病会使血液中的红细胞变得脆弱，随着红细胞的破坏，体内红细胞数量最终会低于正常水平，导致发育迟缓、疲劳及虚弱。地中海贫血并非仅在地中海地区流行，在中国的南方省份，如广东、广西、海南、福建、云南、贵州和四川等地，发病率也较高，这些地区的贫血基因携带率可达10%以上。杜氏肌营养不良是一种致命的X连锁隐性遗传性肌肉疾病，因抗肌萎缩蛋白基因缺陷，患者出现进行性加重的肌肉无力和萎缩。随着病情进度，大多数患者在10～12岁时往往因肌肉严重无力，难以独立行走，需要依赖轮椅维持

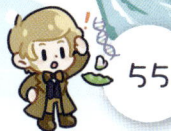

日常活动。由于呼吸和心脏跳动都依赖肌肉活动，杜氏肌营养不良患者会出现呼吸功能不全和扩张型心肌病，大多数患者在 30 岁前便会因心脏或呼吸衰竭而死亡。通过基因技术治疗这些遗传病，有助于让更多家庭避免不幸。

民以食为天，除了基础的选育杂交，基因工程在农业育种、改良作物品种方面也能发挥作用。通过转入耐旱、耐盐基因，可提高作物在恶劣环境下的生存能力。耐旱玉米、耐盐的小麦和水稻已在部分地区推广。我们还能加入提高营养的基因，比如转入 β - 胡萝卜素合成基因，提高大米中的维生素 A 含量，也就是先前提到的"黄金稻"，有助于减少维生素 A 缺乏症的发生率。将苏云金芽孢杆菌（Bt）的杀虫蛋白基因转入作物（如棉花、玉米等），使其产生杀虫蛋白，可有效减少虫害。

有意思的是，由于转基因生物能够产生新的蛋白，科学家曾将蜘蛛蛋白基因转入山羊体内，这样就能从它们产的奶中提取出蛛丝蛋白，用于生产高性能材料。蛛丝蛋白因其优异的机械性能（如高强度、弹性），用于制造可吸收的手术缝合线、人工韧带和支架。

基因工程类转基因的好处与坏处

通过前几节的介绍，我们对转基因技术和基因工程已有了初步认识。不可否认，它的出现给我们带来了诸多好处，至少从目前来看，转基因技术显著降低了饥饿和死于疾病的概率。不过，值得注意的是，相较于对人类自身的影响，转基因对大自然的影响或许更为深远，因为许多不可控因素可能引发被动选择。例如，科学家推出的防虫害作物，短期内确实能起

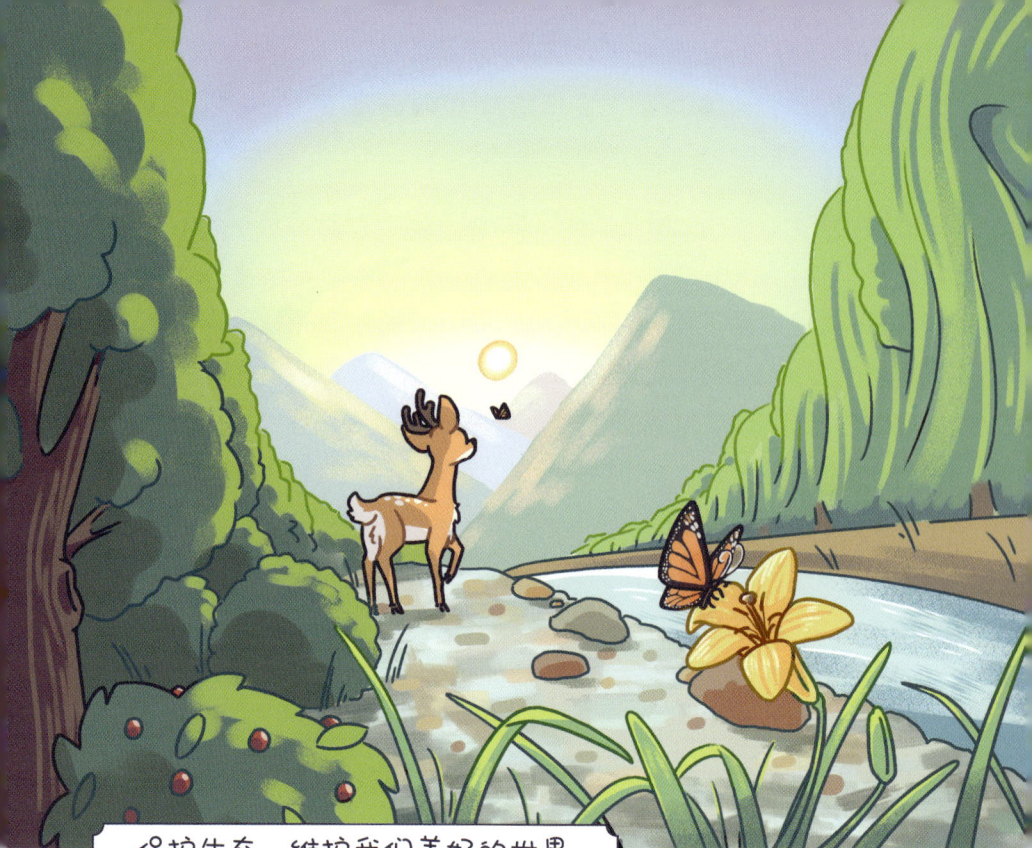

保护生态，维护我们美好的世界

到防虫作用，但经过被动选择，害虫可能演化出更强的抗性，使得防虫难度进一步加大。另外，如果转基因生物的基因与野生品种杂交，还可能对野外生态环境造成隐患。当自然的平衡与规律被破坏到一定程度时，后果常难以预料。所以，防止转基因生物基因扩散至关重要，因为保护生态就是保护我们自己。

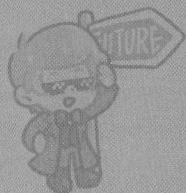

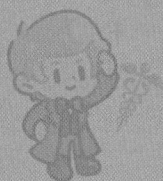

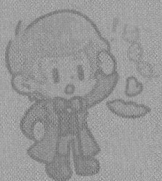

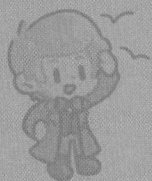

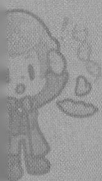

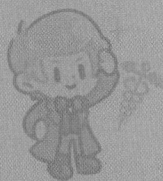

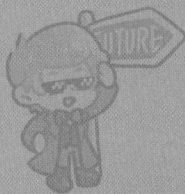

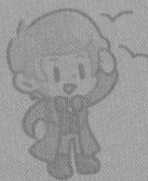

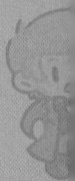

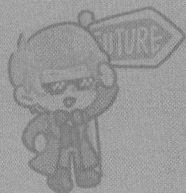

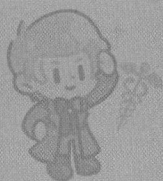

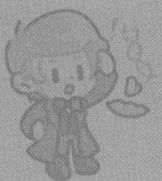

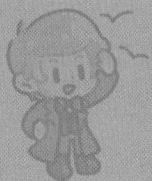

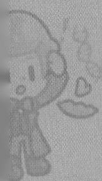

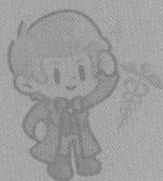

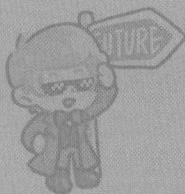

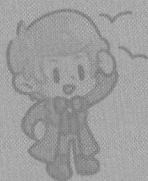

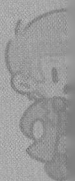

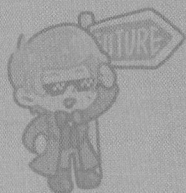

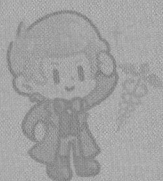

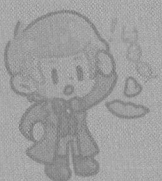

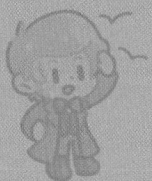

第三章

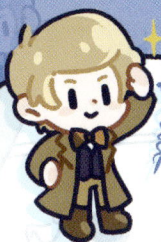

演化论与我们的身体

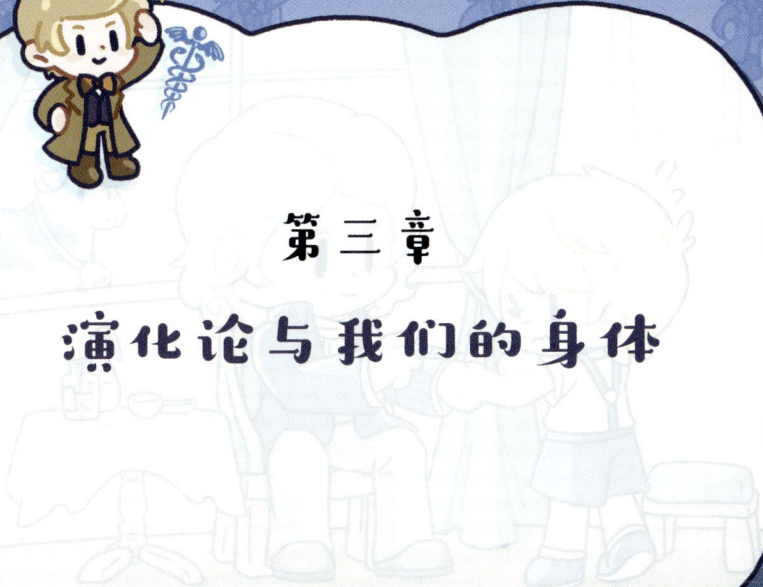

演化论与我们的身体颜色

　　我们身上的颜色，即肤色、瞳色和发色，是如何形成的呢？为何世界各地的人在这些颜色上存在差异？实际上，这些颜色主要受几个与色素沉淀相关基因的影响。没错，我们的肤色、瞳色和发色，仅仅取决于这几个基因。它们通过改变色素沉积程度，来调整我们的外在颜色——色素沉积越少，颜色越浅；沉积越多，颜色则越深。那么，一个接踵而至的问题是，究竟是什么因素影响色素沉积，进而导致人与人之间的颜色差异呢？

世界肤色地图：光照与肤色的紧密联系

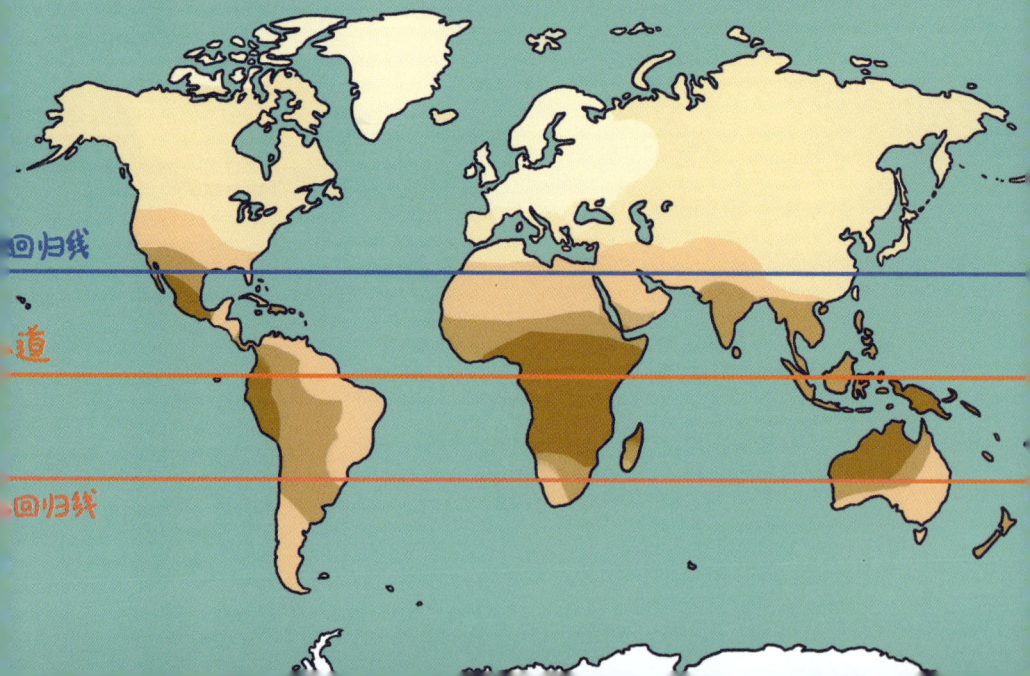

回归线

赤道

回归线

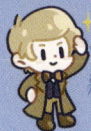

我们观察世界肤色地图可以发现，在北半球的欧洲、北美等地区，人们的平均肤色较浅；而在靠近赤道的南半球，如非洲、南美和大洋洲地区，人们的肤色则要深得多。这背后的原因是地球公转角度变化导致的光照差

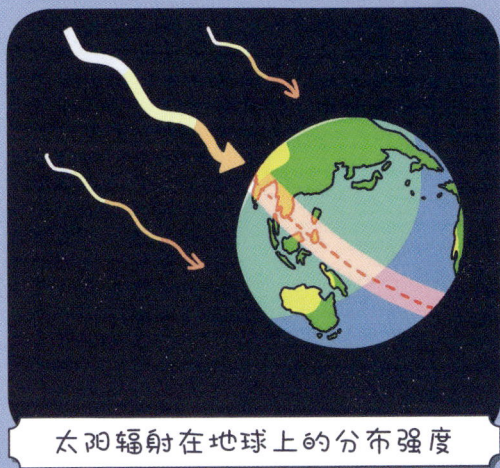

太阳辐射在地球上的分布强度

异。在赤道附近，阳光强度和日照时间都较为稳定。而在其他地区，四季的更迭会削弱日照强度与时长。强烈的阳光和紫外线会促使皮肤产生更多黑色素，以保护皮肤免受晒伤，降低患皮肤癌的风险。从演化的角度来看，已经形成黑色皮肤的人群，在赤道附近更能受到自然选择的眷顾。

除了上述原因，肤色与阳光强度还对人体维生素 D 的合成起着关键作用。当人类最早从非洲北迁至光照较弱的欧洲时，浅肤色这一特征被自然选择保留下来。其主要原因是，浅肤色能让更多阳光透过皮肤，从而促进足够的维生素 D 合成。维生素 D 对我们的骨骼生长至关重要。例如，在文艺复兴时期，超级富有的美第奇家族的孩子们居住在巨大的豪宅中，很少接触直射阳光，许多孩子因此患上了以骨骼脆弱为特征的佝偻病。到了交通发达的近代，部分浅肤色的欧洲人移民到阳光充足的澳大利亚，其中不少人又患上了皮肤癌。

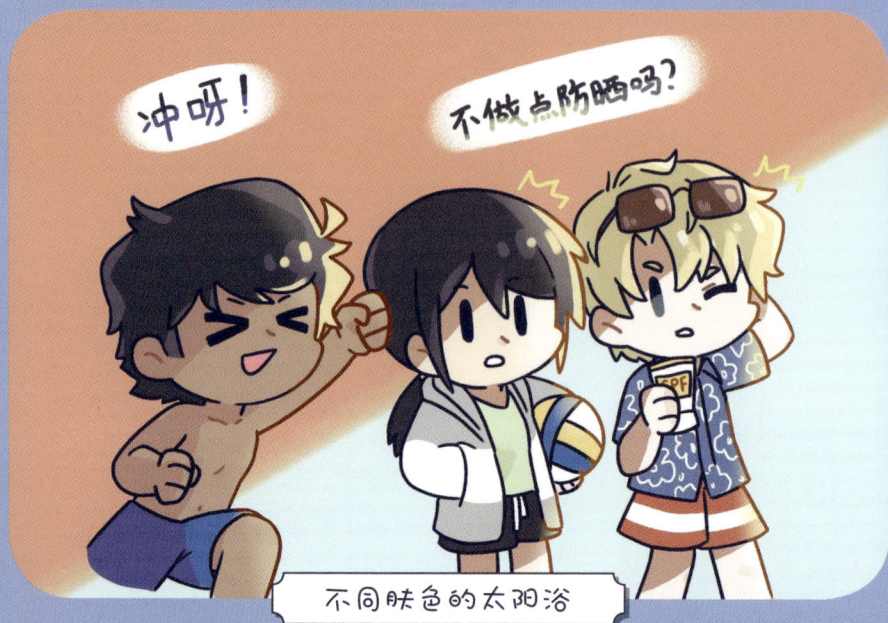

不同肤色的太阳浴

　　瞳色与环境也存在一定关联。通常，瞳色越深，眼睛承受强光的能力越好。欧洲人瞳色较浅，这是因为当地没有长时间强烈的阳光照射，自然对瞳色没有形成环境选择压力。这也解释了为什么欧洲人在阳光下喜欢戴墨镜——他们的浅色眼睛更易被强光伤害。

　　有意思的是，我们最早的共同祖先起源于非洲，当时个体之间外貌差异并不大，都拥有较黑的皮肤。后来的迁徙导致不同地区人们肤色的变化，这些变化通过遗传逐渐稳定下来。从这个角度看，我们不应该有种族偏见，因为所有人类都有共同的非洲祖先，我们不同的黑、白、黄、棕肤色，只是适应环境的结果。希望这些信息

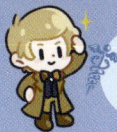

能让大家对人类的颜色有更深入的了解。我们都是地球村的一员，应互相尊重，消除偏见，共同创造美好的未来！

说到人类皮肤颜色深浅与太阳距离的关系，不知你是否会联想到烤炉里的面包？如果你在家烘焙过，会发现烤炉中间位置的面包离热源更近，更容易烤上色，这看似与人类肤色受阳光影响有相似之处。但实际上，人类肤色的变化并非如此简单。

那么，请看这张图所传达的观念有什么错误？

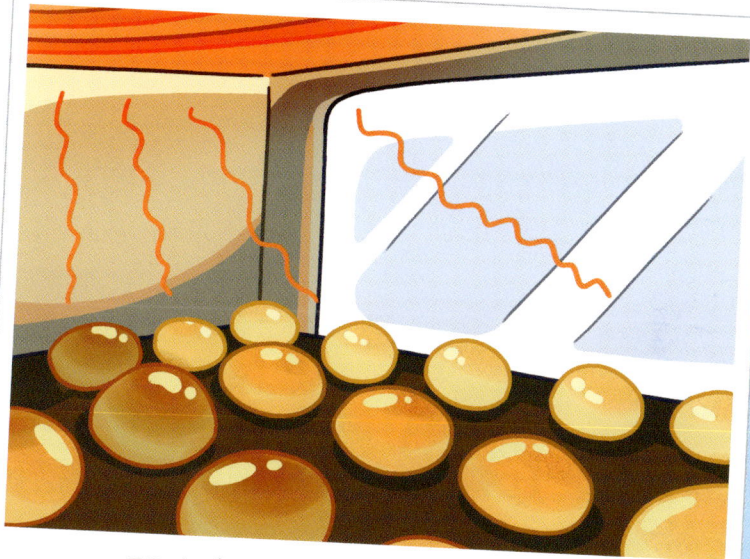

晒到越多阳光的人类就会变得越黑？

彩蛋：答案可以在本书最后找到。

演化论与我们的牙齿

牙齿是人体消化过程的第一步，通过咀嚼将食物粉碎，使其便于消化，是人类及多数哺乳动物分解食物的重要器官。如同鸟类的喙，不同的食物结构促使动物演化出不同的牙齿结构，以适应食物。如果一种生物的饮食结构突然改变，其牙齿结构也需要相应地进行适应性演化，人类就是很好的例证。

人类在1万多年前告别了茹毛饮血的狩猎生活，进入农耕时代，开始种植植物和饲养动物，饮食习惯发生了巨大转变。这种转变过于迅速，以至于人类的牙齿结构还未能完全适应新的柔软食物。智齿是长在牙槽骨最内侧的牙齿，它是人类祖先茹毛饮血、以狩猎采集为主的生活方式在演化历程中留下的遗迹。

到了现代，各类精制食物使曾经用来撕扯硬物的智齿和强壮的颌骨不再发挥作用。然而，如今大约80%的世界人口仍然长有智齿。儿童阶段食用柔软食物，更是直接导致现代人的颌骨发育不完全，进而常常出现智齿畸形生长和牙齿拥挤等问题，许多人不得不通过动手术来拔除智齿。未来，如果人类的饮食结构继续变化，我们的牙齿结构也将随之演化，以适应新的食物。不过，这种演化过程可能需要数千年的时间，所以短期内我们仍需依靠医疗手段等方式来解决令人头痛的牙齿问题。

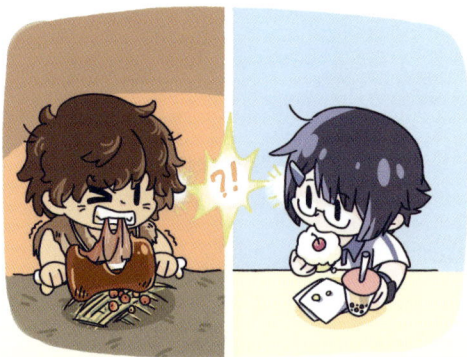

跨越时空的对望：完全不同的饮食及牙齿

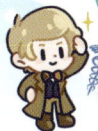

节俭基因的演化与糖尿病

我们来聊聊一个很有趣的话题——节俭基因和糖尿病。很久以前，我们的祖先生活在极为艰难的环境中，食物匮乏，他们必须不停地四处寻找猎物、采集食物才能生存。在这种情形下，那些能够更高效地利用食物、储存能量的人更容易存活下来。这些人身上的"节俭基因"就这样被自然选择留存下来，并传给了后代。

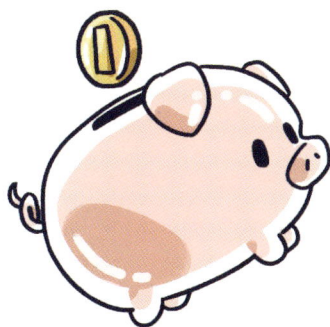

保存养分，就是保存本钱

这些节俭基因使我们的身体能够更好地吸收和利用食物中的营养，还会将多余的能量以脂肪的形式储存起来。在当时，这是一个极大的优势，能帮助我们的祖先在可能发生的饥荒中生存下来。然而，随着现代社会的发展，我们不再为温饱问题发愁；相反，如今我们面临的是糖分和脂肪摄入过量的问题。丰富的食物加上我们身上的节俭基因，致使很多人发胖以及患上糖尿病等代谢性疾病。

糖尿病是一种因血糖调控机制失常引发的慢性疾病。正常情况下，当血糖升高时，胰腺会分泌胰岛素，促使细胞吸收并利用血液中的葡萄糖。但糖尿病患者的胰腺可能无法产生足够的胰岛素，或者细胞对胰岛素产生抵抗，使得血糖无法得到有效控制。当大量葡萄糖在血液中堆积时，就会出现糖尿病最典型的症状——高血糖。长期的高血糖会对肾脏、眼睛、血管和神经造成伤害。目前，糖尿病尚无彻底治愈的方法，只能通过定期监测血糖、定期注射胰岛素等方式来控制病情。所以，我们要注重培养正确的饮食习惯，保持健康的生活方式，才能更好地预防和管理糖尿病。

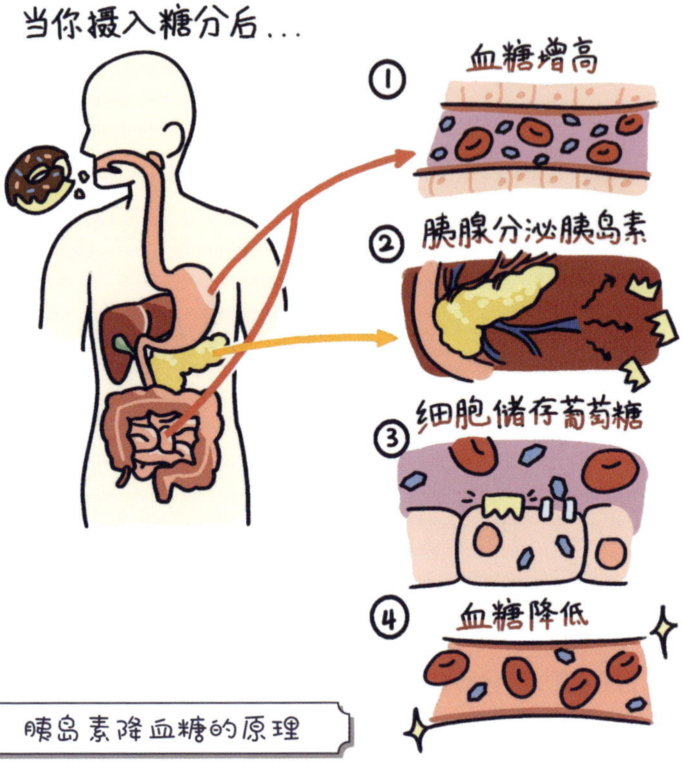

当你摄入糖分后…

① 血糖增高

② 胰腺分泌胰岛素

③ 细胞储存葡萄糖

④ 血糖降低

胰岛素降血糖的原理

　　太平洋南岛人普遍罹患糖尿病，被认为是演化中节俭基因作用的典型例子。南岛人的祖先发源于中国东南沿海地区，在距今 7000 年前穿越台湾海峡。尽管当时船只工具较为原始，但南岛人强悍的航海能力使他们在东南亚和太平洋的海岛上开枝散叶，甚至一路漂泊到了马达加斯加和南美洲。在岛屿之间，南岛人主要的觅食方式是坐船出海，出海可能要花费几周时间，船上资源有限，只能节省着利用。那些胃口更好、对养分利用率更高的人存活了下来，这样的生存方式筛选出了带有节俭基因的后代。

　　如今，分布在这些地区的南岛人后裔也都带有节俭基因，但他们的身体还不能适应现代饮食。曾经帮助南岛人祖先"省吃俭用"的节俭基因，

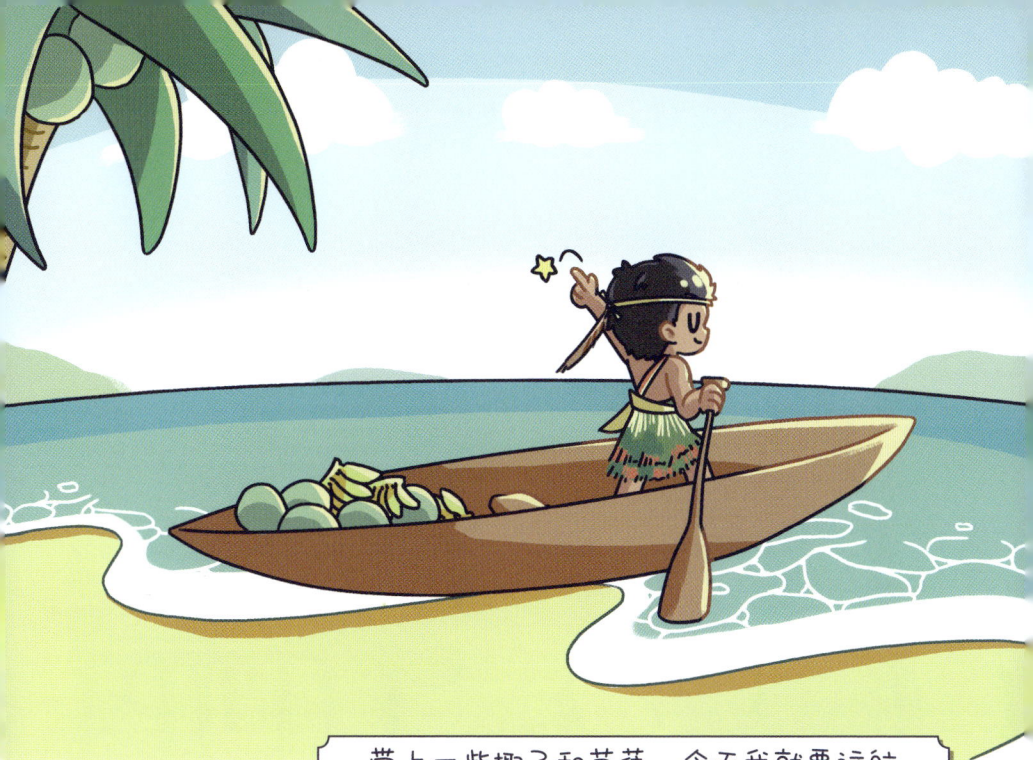

带上一些椰子和芭蕉，今天我就要远航

在现代的精制糖、油面前却成了各种疾病的罪魁祸首。最典型的案例就是大洋洲的岛国瑙鲁，20世纪磷矿产业的发达使瑙鲁一跃成为人均收入极高的国家，人们饮食丰富多样，但也正因如此，瑙鲁成了全球代谢失衡最严重的国家之一。

既然是现代饮食和节俭基因的冲突导致了肥胖和糖尿病，我们也可以通过恢复更"原始"的饮食来预防和控制糖尿病。通过减少精制糖的摄入、多吃蔬菜以及增加锻炼的生活方式，可以降低患糖尿病的发病风险以及预防病后的并发症。

糖果、巧克力、蛋糕……各类甜食在蔗糖被发现和普及后迅速融入人类生活。糖分对我们似乎有着一种不可抗拒的吸引力，那么你可曾好奇过其中的原因？

糖类是由碳、氢和氧组成的有机化合物，也就是碳水化合物

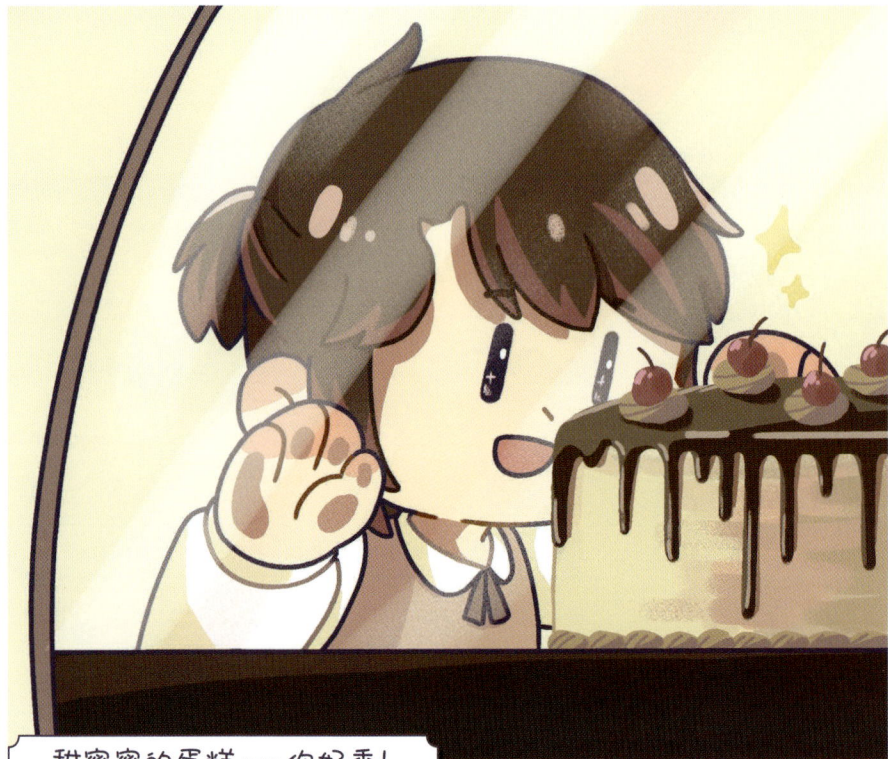

甜蜜蜜的蛋糕……你好香！

（carbohydrates），是许多生物的主要能量来源，也是生命不可或缺的主要营养元素之一（另外两种分别是脂肪和蛋白质）。我们对糖最早的认知，想必是调料盒里的白砂糖和货架上各式各样的糖果，它们尝起来甜甜的，于是自然而然，糖和甜味就联系在了一起。

糖是至关重要的能量来源，它的甜蜜代表着生机与希望。在食物并非轻易可得的年代，摄入越多能量才越有可能生存下来。因此，在漫长的自然选择中，人类对糖的追求深深地刻在了基因里：每当摄入糖时，大脑中的"糖神经元"就会被短暂触发并分泌多巴胺；这就是人们通常喜爱甜食

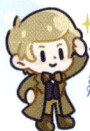

的原因，因为它能切实地让人打起精神，带来好心情。

　　然而，随着蔗糖提炼技术的成熟，糖这种原本属于贵族奢侈品的调味料在平民百姓中逐渐普及，糖类摄入过多的问题也随之而来。意识到过量糖分给健康带来的种种隐患，现在市面上的无糖产品层出不穷。虽说是无糖，但仍有甜味，这些能"欺骗"味

我好像吃了个寂寞…

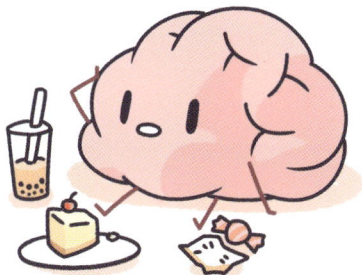

甜味悄悄地来了，又悄悄地走了，只留下一份寂寞

蕾的食品正是使用了代糖，才满足了现代人既不想摄入太多糖又想满足口腹之欲的愿望。不过，虽然代糖能骗过嘴巴，但骗不了我们的大脑，也就是说，吃代糖会让大脑觉得没获取到能量，以至于最后还会加重饥饿感。

盐的阴暗面与高血压

　　盐对人类而言是极为重要的资源。食盐不仅有助于食物保鲜防腐，对人体的正常运转也起着至关重要的作用：食盐中含有 40% 的钠（sodium），这些钠能帮助我们的神经系统和肌肉正常工作，还能协助平衡水和电解质，防止水肿。世界卫生组织（WHO）提倡的日均盐摄入量为 5 克，对应的人体钠需求量是 2200 毫克。不过，由于日常所摄入的食物本身也含有约 1000 毫克的钠，我们真正需要从食盐中摄入的钠只要 1200 毫克左右，所以，每天摄入 3 克食盐就足够了。

但有一点需要留意：我们的祖先并不居住在海边，所以他们必须努力获取含盐食物。随着时间的推移，人类逐渐对咸味食物产生了渴望，因为这有利于生存。然而现在，随处可见咸味零食和加工食品，我们摄入的盐分已远远超出每日 5 克的需求，给健康埋下了隐患。

摄入过多盐分会引发高血压，进而可能导致一些严重的健康问题，比如心脏病。在中国，近 1/4 的人患有高血压，这与高盐饮食密切相关。高血压会给心脏带来巨大压力，还可能引发其他健康问题。所以，适量的盐分固然必不可少，但过量摄入就会对健康造成极大的损害。总之，适可而止地享用咸味食品，别过度，这对您的心脏（和味蕾）都有益处！

盐分虽好，但要适量哦！

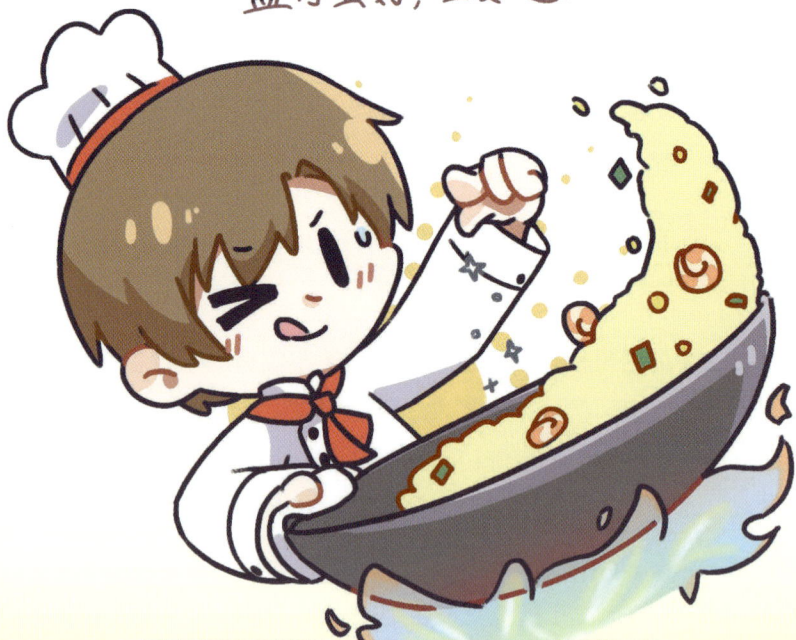

注意了，盐吃多会引起高血压哦！

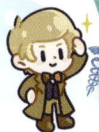

演化论与我们吃的乳制品

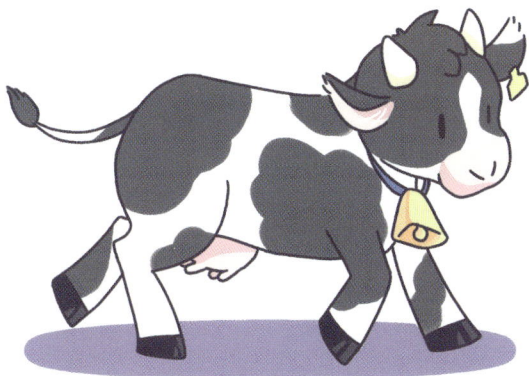

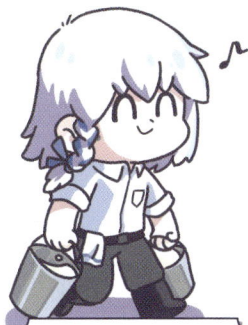

牛奶丰收！

　　我们来聊聊演化论与我们日常食用的乳制品。大家肯定都在超市里见过各种各样的乳制品，然而，并非所有人的身体都能完全适应这种"特殊"的营养来源。乳糖是存在于几乎所有哺乳动物乳汁中的一种糖。在我们年幼时，体内有丰富的乳糖酶，可将母乳中的乳糖分解成单糖，供身体吸收利用。但长大后，我们对母乳的需求消失，乳糖酶的分泌也会大幅减少。如果继续摄入含乳糖的食物，就可能出现乳糖不耐受的问题，导致肠胃不适。

　　1万年前进入农耕时代后，食物种植和动物养殖得以发展。乳制品作为畜牧的副产品，开始进入人们的饮食。大约7500年前，中欧地区出现了乳糖酶持久性基因。在随后的1000年里，演化出了即使成年后乳糖酶也依旧活跃的人群，从而有力推动了中欧的奶业经济。由于长期的饮用习惯，欧美地区的人群普遍具备消化乳糖的能力，因此乳糖不耐受的人群仅约30%；相反，在亚洲，这个比例高达80%。从数据可见，乳制品实际上并非必要的营养摄入来源，我们要学会倾听自己身体的声音，了解自身需求，而不是盲目跟风。

中国汉族的传统饮食中，奶制品并非主流食物，而且在历史上奶制品被视为奢侈品。我们大规模接触牛奶不过是近二三十年的事，从演化尺度来看仅仅是一瞬间，我们的基因还来不及适应乳制品。乳糖不耐受会导致腹胀、腹痛、腹泻、放屁，长期如此会对肠道产生不良影响。

尽管存在乳糖不耐受的情况，许多中国人仍可适度饮用牛奶，关键在于个人的具体情况和摄入量。大多数中国人只有在空腹大量摄入牛奶时才会出现症状。80.3% 的成年人都能承受约 200 毫升牛奶中的乳糖量。此外，酸奶等牛奶副产品也是不错的选择，在正餐时或餐后 1～2 小时内食用含益生菌的活性酸奶或乳酸菌饮品，有助于改善乳糖代谢和吸收。

演化论与我们的睡眠和时差

睡眠是占据了人生 1/3 时间的大事，它需要适应环境，与昼夜变化相配合。在睡眠习惯的背后，是亿万年自然选择的结果。时间在朝夕之间流逝，早在时间概念尚未出现之时，生物的共同祖先就已学会依据日夜规律来判断时间并规划作息。生物演化出了生理的昼夜节律，以便能预判有规律的环境变化，从而更好地利用资源。不同生物有着各自独特的苏醒和睡眠时间。例如，人类会在白天借助亮光劳作及搜寻食物；而许多动物则昼伏夜出，其中既有为躲避白天猎食者而悄悄觅食的猎物，也有专在夜间捕食、静候小动物出现的捕食者，大家都拥有最适合自身生存的昼夜节律。

睡眠是大多数动物的生物学需求，睡眠时长和睡眠适应在不同物种间

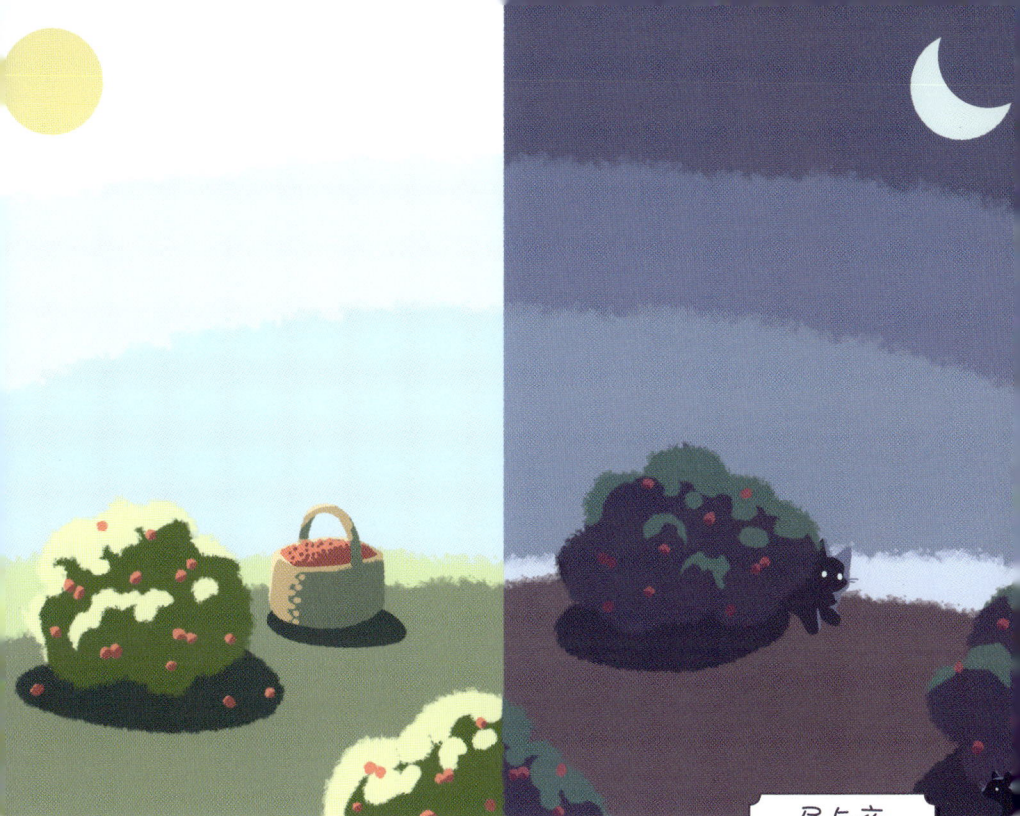

昼与夜

呈现出令人着迷的差异。睡眠最短的动物是大象，每天仅睡 2 ~ 3 小时；而睡眠最长的动物是小褐蝠，每天要睡 19.9 小时。此外，有些动物还有十分独特的睡眠适应方式：马和食草动物虽然可以站着睡觉，但如果条件允许，它们也会躺下休息，以获得高质量的睡眠。鸟类、鳄鱼和海豚能够进行单侧半球睡眠（unihemispheric sleep），让大脑的一个半球进入睡眠状态，另一个半球保持清醒，这样它们在休息时也能保持警觉（不过绝大多数动物在睡着时都是无意识的）。

既然睡着时如此危险，那动物为什么一定要睡觉呢？这是因为睡眠可能有助于清除大脑中的代谢废物，维持神经元的健康，而这对维持长期记忆有作用。睡眠对免疫系统维持正常功能也至关重要。每天规律睡眠，早睡早起，能让我们每天都更有活力，增强注意力和记忆力，还能预防疾病。

　　人类的生存节律是白天活动功能（包括饮食和免疫功能）较强，到了夜间就会减弱。于是，当现代人进行快速跨国旅行——这是我们老祖宗难以想象的出行方式，"喷气机疲劳"（jet lag），也就是时差问题就出现了。当你坐飞机去很远的地方旅游时，有没有在目的地白天犯困，夜晚却精神

天还亮着
下飞机后先去个景点吧

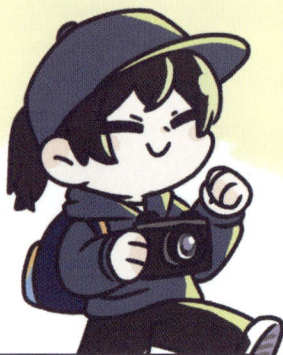

该睡了……真的吗？

不，你不想，快点睡觉

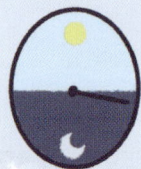

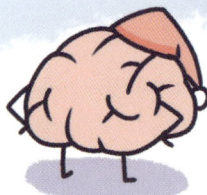

生物钟告诉我现在已经入夜了

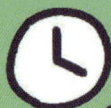

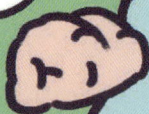

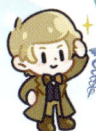

抖擞的情况呢？这是因为你的大脑"还留在原地"！严谨地说，是因为你的昼夜节律一下子调整不过来，使得大脑的生物钟仍停留在出发地——这就是时差。

与整个人类历史相比，飞机出现的时间不过是一瞬间。能在短时间内跨越超远距离的交通工具，让人们得以跨越距离的隔阂，但同时也带来了一个令人头痛的问题：时差。从人类祖先出现一直到20世纪初飞机发明之前，人类从未有过短时间长途跋涉到其他时区的机会。这样的环境缺乏对快速调整生物钟能力的选择，结果就是我们的生物钟对时区变化没有很强的适应能力。

褪黑素是我们大脑分泌的一种调节睡眠的激素。白天晒太阳会抑制褪黑素的分泌，晚上则会增加其分泌。日落后，血液循环中的褪黑素增多，会让我们感到昏昏欲睡。为了调节时差反应，我们在长途旅行到达目的地后，可以多晒太阳，以此调节褪黑素的分泌。我们也可以在目的地日落后服用褪黑素药片。通过调节褪黑素的分泌，我们能帮助生物钟尽快适应新的时区，减轻因时差带来的不适。

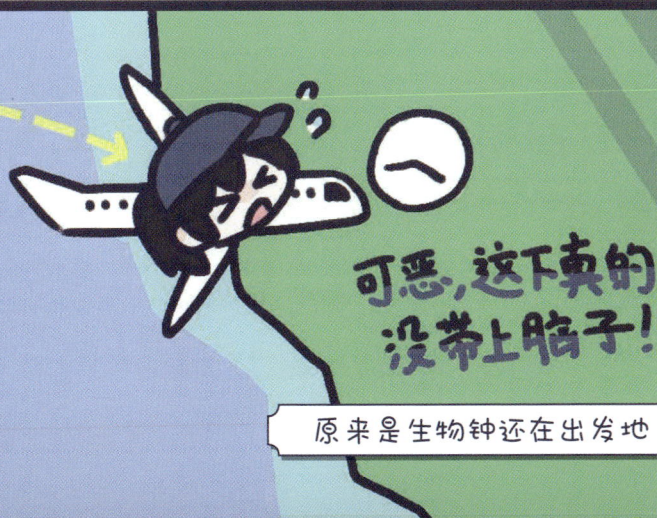

原来是生物钟还在出发地

妈妈的艰难分娩

有时我们会听到家人或朋友谈论母亲所经历的艰难分娩。分娩既是新生命的诞生，也是准妈妈们必须面临的巨大挑战。人类女性分娩的艰难，源于我们祖先的演化。

首先，人类演化成直立行走的姿势，使得女性的骨盆变窄；同时，为了容纳更大的大脑，婴儿的头部也变得更大。这两个因素导致分娩变得更加困难。其次，人类婴儿出生时比其他动物更胖，这是因为人类大脑代谢率很高，需要大量能量；婴儿体内储存的脂肪可以为大脑提供所需的能量。此外，脂肪还具有保暖功能，能帮助毛发稀疏的婴儿保持体温。

分娩过程通常伴随着剧烈的疼痛，然而这只是演化进程中的代价。产妇无需为使用麻醉药物缓解疼痛而感到内疚。分娩疼痛并不意味着这必须是一场痛苦的折磨。

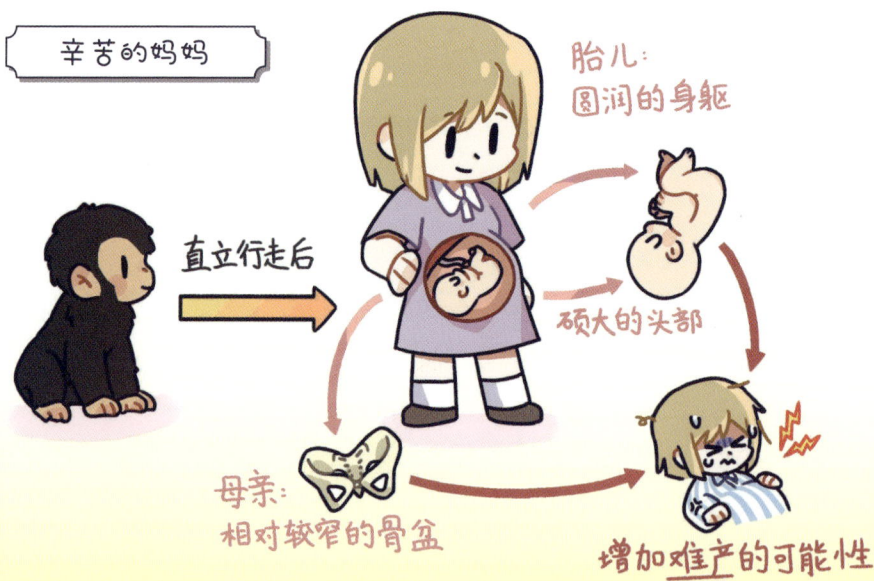

辛苦的妈妈

胎儿：
圆润的身躯

直立行走后

硕大的头部

母亲：
相对较窄的骨盆

增加难产的可能性

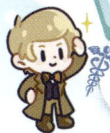

总之，分娩之所以艰难，是因为人类在演化过程中，为了直立行走和大脑发育而做出的权衡适应。这是一个自然的过程，我们应该以开放和理解的心态去面对它。

演化论与女孩的月经

女孩们，我想没人不会在经期时思考，为什么我们每个月都要来一次月经？经期带来身体不适、酸胀、疼痛，身体更易受到感染，还浪费宝贵的血液。然而，月经演化的背后其实隐藏着一个了不起的生命奇迹！

首先，月经是女性子宫内膜周期性的出血现象（注意，这既不是废血，也不是在排毒！）。从演化角度看，月经出血似乎不利于野外生存，持续的身体虚弱和止不住的出血肯定会吸引捕食者。那为什么这个会让人变得"脆弱"的月经现象一直延续到了今天呢？原因在于，我们的祖先虽有月经周期，但几乎没有流血的情况：女性性成熟后可以马上受孕、生育、哺乳，然后紧接着进入下一个繁衍轮回，所以在野生人类中，发生月经出血是极小概率事件。正因如此，月经现象几乎没有受到自然选择压力，从而被保留了下来。

接着，我们来深入了解一下月经究竟是怎么回事。每个月，你的子宫都会做好迎接新生命的准备。卵巢会释放一个卵子，如果卵子受精，就会发育成早期胚胎并准备着床，与此同时，子宫内膜会变厚，为即将到来的胚胎着床创造条件。如果这个月卵子没有受精，子宫内膜就会脱落，身体将新长出的那层内膜排出体外，这便是我们看到的月经血。

你知道吗？在整个动物界，只有包括人类在内的大部分灵长类动物、象鼩、开罗刺鼠和几种蝙蝠才有月经周期。大多数其他动物的身体只有发情期，等受精卵到来时才会诱导子宫增厚。但人类不同，我们的身体每个月都会提前做好一切准备。因为人类每次只排出 1 个卵子，这个卵子十分珍贵，所以必须把握好机会，为这唯一的卵子提供最佳条件。

总的来说，月经循环虽然看似麻烦，却是一种非常精妙的生物设计。它让人类这个物种能够最大限度地提高每个后代的存活率，进而确保我们能够代代延续。相比之下，比如小白鼠，它们每个月可以排出 10 余个卵子。虽然存活率低，但由于数量多，总有一两个能够着床成功。所以它们就没必要事先做太多准备。

所以，女孩们，下次再面对月经时，别再觉得讨厌。相反，你应该为自己拥有如此独特又神奇的身体机制而感到自豪。

子宫在月经周期中的变化

第1天　　　　第14天　　　　第28天

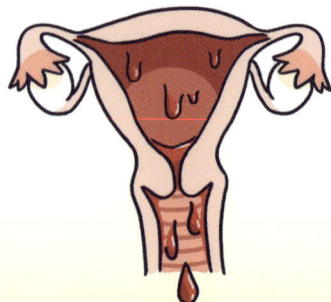

经期出血

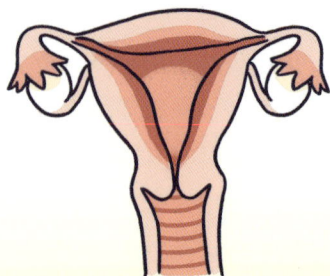

子宫内膜增至最厚

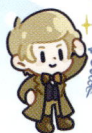

三代遗传的故事

人类女性怀孕期间的经历，对后代的影响远超我们平常的认知。许多基因的特征，是由我们成长发育时的环境塑造甚至改变的。20 世纪发生在荷兰的事件，成了一个非常重要的案例。

第二次世界大战期间，荷兰遭到纳粹德国占领，引发了一场大饥荒，这对当时出生的儿童产生了严重影响。1944 年 11 月至 1945 年 5 月，纳粹切断了对荷兰西部地区的食物供应，以此报复铁路罢工，导致了这场被称为"饥荒冬季"的大饥荒。人们每天只能靠 400 ～ 800 千卡（几乎只有两杯奶茶的热量）的配给维持生计，甚至不得不食用郁金香球茎和草。其中，怀孕妇女是受影响最严重的群体之一，她们的后代因产前严重营养不良，终身承受着不良的健康后果。这一群在荷兰饥荒时期不幸出生的人证明，产前营养不良会影响胎儿的基因表达和生理状况，即便出生时体重正常，也会增加他们终身患病的风险。

怀孕的外祖母，其胎儿已经拥有第 3 代的卵母细胞了！

外祖母
妊娠晚期

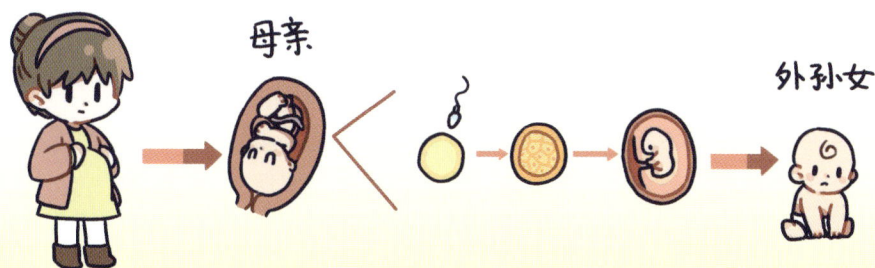

母亲

外孙女

英国流行病学家大卫·巴克（David Barker，1938—2013）于 1986 年提出的"外祖母假说"，解释了这样一种可能性：女性在妊娠期营养不良，可能会对胎儿的发育产生影响，其结果不仅是新生儿体重下降，还会增加其成年后对各类代谢性疾病的易感性，例如肥胖、糖尿病、高血压以及心血管疾病。不仅如此，如果胎儿是女孩，她的卵巢在出生前就已完成早期发育，这意味着外祖母孕期时的环境会影响到母亲卵母细胞的发育和表观遗传，从而隔代影响第 3 代的基因表达。

20 世纪 40 年代之后的 30 年里，乙烯雌酚在欧美被用作怀孕早期的保胎药物；但后来研究发现，乙烯雌酚会导致女儿及外孙女生育问题、月经不规律、生殖道异常，甚至增加某些癌症的发病风险。

这些研究结果证实了乙烯雌酚的负面影响具有多代效应，不仅影响直接接触者，还会影响她们的女儿和孙辈。

同情心与催产素

你是否曾想过，为什么你会想要帮助班上成绩较差的同学？或者为什么你想要参加志愿服务，去帮助社区中有需要的人？乍看之下，这或许有些奇怪——你难道不该只关心自己吗？自然选择中"适者生存"的理念，或许会让人觉得每个人都是自私的，但事实并非如此。

我们不仅仅是个体，更是人类大群体中的一员。从演化角度来看，帮助其他人其实也有助于保存我们整个种族的基因。就好比我们拥有一个共享的基因池，当我们相互合作时，整个群体都会从中受益。拥有同情心和利他主义（关心他人福祉）的特质，其实早已刻在了我们的基因里。

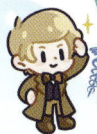

我们之所以会在他人遇到困难时伸出援手，或者在看到朋友和家人受伤时感同身受，源于一种被称为"利他基因"的特质。这种基因使我们倾向于帮助与我们基因相似的人，这种现象被称为亲缘选择。通过这种方式，我们的祖先得以团结起来、分享资源并解决内部矛盾，进而增强整个种群的生存能力。如今，慷慨、善良和牺牲的精神已经超越了血缘关系，成为一种普遍的美德，甚至对陌生人也同样适用。因此，那些愿意无私帮助他人的人，常常被大家视为"好人"。

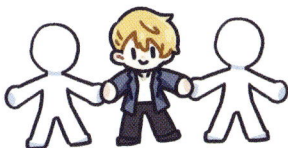
"利他基因"让我们拥有自信心、同理心和爱心

自信

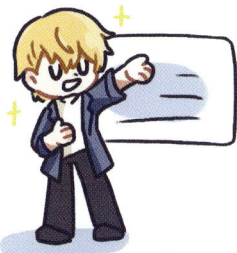

同理心

亲密

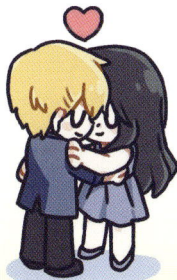

强有力的人际关系

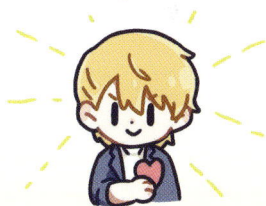

催产素，顾名思义，这种激素最初被发现是在性行为、分娩时会上升，它可以促进子宫肌群的收缩。在后续的研究中，科学家还发现，当人们喷洒了催产素后，即便是不太熟悉的人也会迅速变得亲近起来。催产素能使人更具同情心、信任感，还能带来性快感，这些都有助于增进人际关系。因此，催产素在家庭的组建中起着重要作用。受到性选择的影响，拥有催产素的个体在与他人共处时能感受到更多的幸福感，也更愿意与伴侣发生性行为，这不仅增加了产生后代的概率，也有利于抚养后代和保证基因的延续。它让我们更乐意和伴侣一起抚养后代，亲子间日复一日的相处，造就了最坚不可摧的感情纽带。

父母和孩子之间的许多互动都能提高催产素的分泌，增进彼此的感情。其中一个例子就是关于母乳喂养对催产素水平的研究。当母亲正在哺乳时，催产素会增加，这不仅能促进母乳分泌，还能使母亲与孩子的感情更加亲密。

同情心与面部识别

物以类聚，人以群分，我们的同情心会使我们更容易被与自己类似的人吸引。无论古今，我们最关心的人必定是家人，因为我们拥有最相似的基因。除了亲人，人类作为群居生物，在一个团体中一起做同样的事，穿着类似的服装，使用相同的语言，也会让我们感到亲切并产生归属感，进而增加催产素的分泌。这也是为什么会形成社区、宗教、民族等大大小小的群体，每个群体中的成员友好交流、拥有共识，这更有利于族群的生存和传宗接代。

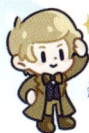

　　除了对相似意识形态的吸引，同情心与我们对面部特征的识别能力也密切相关，而这影响着我们的亲缘和性选择。面部特征丰富多样，其中最具辨识度的包括眉毛、眼睛颜色和形状、鼻型、嘴唇厚度、面额长短等；正是这些特征组合在一起，我们才能识别不同的人和表情。相应地，与黑猩猩相比，我们的面部肌肉在演化过程中多出了20多块，灵活的肌肉与眉毛相互配合，让我们能够做出各类复杂的表情来进行情绪交流。大猩猩的面部更为凸出，嘴部延长，而人类的面部则更加平坦和内陷。人类缺乏大猩猩和其他灵长类动物在眼睛上方所具有的突出眉骨。大猩猩的眉骨连续、笔直，并伸出覆盖眼睛。大猩猩的头部虽然更大，但大脑容量（约500毫升）远小于人类（约1325毫升）。此外，我们的眼睛和其他动物也不一样，明显的眼白使我们可以做出白眼和瞪眼的表情。

人类比猩猩表情丰富

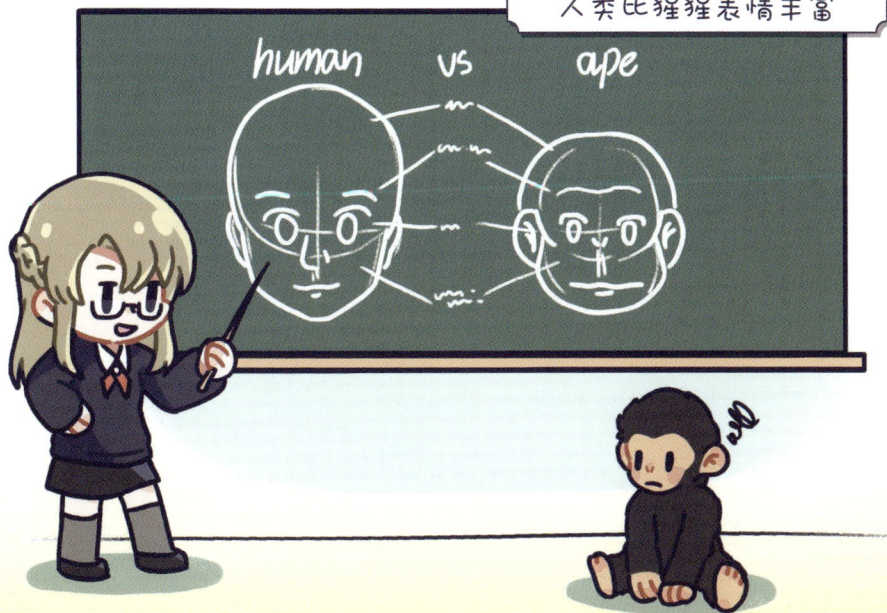

human vs ape

如先前提到的，家人间的基因十分相近，所以我们对与自己类似的面部特征具有敏感性；这一点也会投射到性选择上。研究发现，人们会倾向于选择和自己相似，或者说神似的伴侣，这其中就包括面部特征——难怪会有"夫妻相"的说法！

同情心与我们的宠物

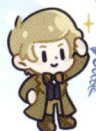

如前面提到的，人类演化出对面部表情的敏感性，这不仅体现在同类之间，还延伸到了对宠物面部特征的人为选择上。那些成为我们宠物的动物，是因为我们挑选出了让我们觉得亲切可爱的特征。比如狗狗们的"豆豆眉"，就是人为选择的结果——因为我们喜欢，便培育出具有这种特征的下一代。而且当我们抚摸毛茸茸的小动物，感受它们的体温，"嗅"着它们的气味，会带给我们正向情绪。

不止猫猫狗狗，像仓鼠这样的小动物，也是很好的宠物。本书作者之一的谢安安曾饲养过一只名叫"黄油"的布丁仓鼠，在她高中学业最繁忙的时期，"黄油"提供了许多情绪价值。每天回到家，能把它捧在手心里"吸"上一口，所有的烦恼都会烟消云散。

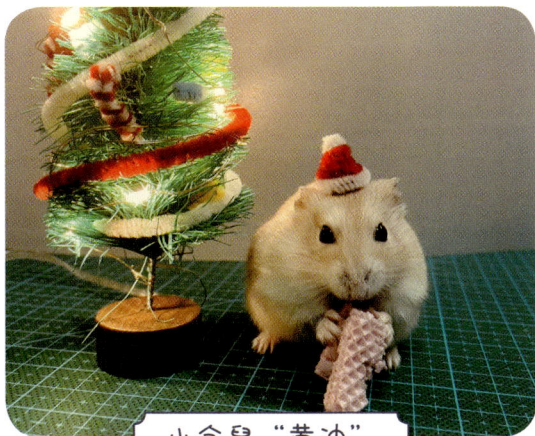

小仓鼠"黄油"

对于孩子来说，通过与宠物的互动可以提高社交能力，培养同理心和责任感，学会关爱弱小生命，理解生命的珍贵。研究发现，与宠物互动还能带来显著的心理健康益处：促进内啡肽和催产素的分泌，降低血压，减轻压力和焦虑，提供情感慰藉。

我们的情绪与大脑的奖励系统

喜怒哀乐等情绪的变化让我们更容易向周围的人和事物表达自我。那么，这样的变化是如何产生的呢？从生物演化的角度来看，情绪最初只不过是对外界刺激做出的本能回应，比如碰到东西就掉头游走的草履虫，一碰就合起叶片的含羞草。随着脊椎生物的神经系统变得复杂，为了能及时应对环境变化和天敌攻击，动物们的祖先演化出了最基础的情感系统——焦虑神经系统来做出回应。当生物感到任何威胁，它们便会回避可能的风险，赶紧逃离。久而久之，焦虑神经系统的基因就由这些谨慎生存的祖先传给了后来的脊椎动物。

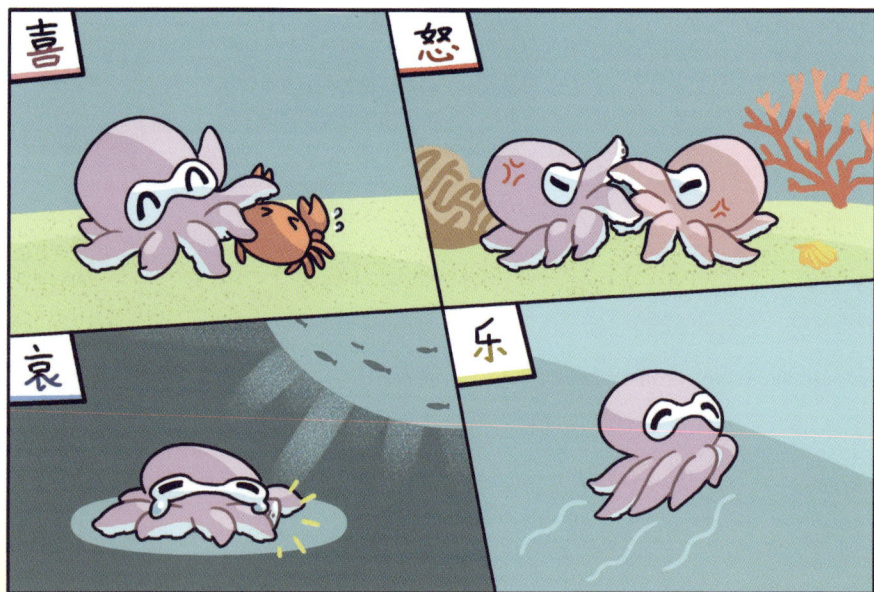

即使是章鱼也会有喜怒哀乐

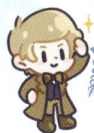

我们的情绪波动是由各类激素控制的。当受到外界刺激，我们的大脑就会用各种激素调控我们的情绪。当外界刺激的压力过大，情感系统无法正常控制不同激素的分泌，生物就有可能长时间处于不健康的情绪状态，比如焦虑、恐惧，进而引发心理疾病。这并不只是人类独有的现象，许多其他动物也会出现，甚至包括章鱼。

万物讲究平衡，既然生物有焦虑系统，那么就会有抗焦虑系统，大脑中的奖励机制便是这样的存在。在做出特定的行动后，大脑会分泌更多快乐激素——多巴胺，让生物对做此事感到愉悦和幸福，这是对该行动的一种奖励。这种鼓励机制帮助生物在严酷的环境中生存下来，经典的例子就是在甜食相关内容中提到的"糖神经元"，当我们摄入糖分时，大脑分泌多巴胺，使我们感到快乐。

如今的人们不用再担心生存问题，但奖励机制依旧驱动着我们的各类行为和需求，这就是为什么我们在吃到好吃的东西、做了件好事、在截止日期前完成作业后会情不自禁地觉得"太爽了！"。随着电子产品的发展，我们对游戏的全收集和社交媒体推文的点赞数等也形成了奖励机制，有时甚至会让人难以自拔。

运动与我们的情绪

除了多巴胺，还有另一种抗焦虑激素不仅能让我们感到快乐，还可以改善我们的身体状态，那就是内啡肽，而它与运动密切相关。

如果你正在为某事烦恼，适当地去跳个舞、跑个步、打个球或许可以改善你的心情。当我们运动起来时，一切烦恼都会被抛在脑后，脑袋放空，

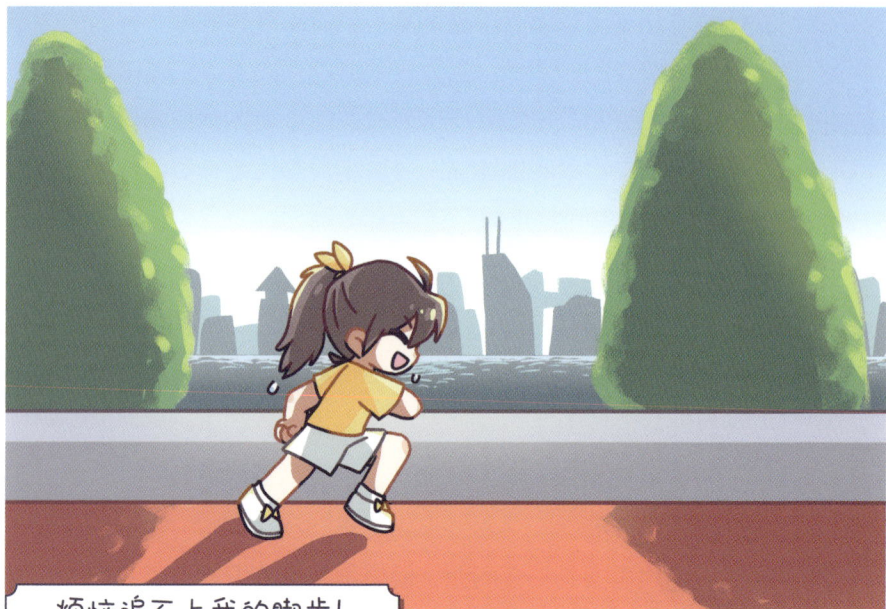

烦恼追不上我的脚步！

注意力集中在身体正在做的事情上。酣畅淋漓地运动后，大脑中的内啡肽浓度会增加，使我们感到快乐，这是一种奖励系统。内啡肽可以让我们产生愉悦感和满足感，缓解焦虑、抑郁等负面情绪，有助于放松身心。

此外，规律的运动可以改善睡眠质量，调节食欲、性激素的释放，还能增强免疫力。这些都是多多运动带来的好处！即使是短时间的运动（如10 分钟的散步）也能产生即时效果。

然而，我们的奖励系统有可能会被滥用，小到咖啡、烟酒，大到毒品与致幻物都可以触发我们内啡肽的分泌。但当生物过量接触某种与内源性激素类似的化学物质后，过度的刺激会使我们对快乐的阈值增高，久而久之对其他刺激性较低的活动提不起兴趣，并对该化学物质产生依赖，这便是物质的成瘾性。

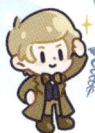

人类演化与流行病

大家小时候打疫苗，可能或多或少都有过哭得涕泪横流的经历。既然对打针如此深恶痛绝，那我们为什么还一定要挨这么多针呢？这其实是人类与病原体之间的一场演化博弈。

在人类演化过程中，我们的生活方式促进了疾病传播。由于人类居住在城市且经常旅行，传染病开始广泛蔓延，这使得从天花到近期的 2019 新型冠状病毒病（COVID-19）等病毒性疾病得以迅速流行。天花的病死率极高，与奶牛身上一种名为牛痘的疾病相似。人感染天花病毒后，即便存活，面部也会留下许多瘢痕。这种病毒传播迅速，主要通过呼吸道传播，会导致皮肤和黏膜出血。

中国是最早记录天花的地区。早在东晋时期，名医葛洪就在其医书中记载，天花患者会出现痤疮、水疱、脓肿，严重时会死亡。一些历史学家认为，天花早在公元前 5 世纪就在地中海地区传播，也有人推测这种疾病源自印度。天花的传播与全球人口增长和移民增多有关。

疫苗接种起源于中国唐朝。一位名叫孙思邈的医生，依据"以毒攻毒"的原则，将天花患者疮口中含有疑似死亡病毒的脓液涂在健康人的皮肤表面，以预防天花感染。清朝顺治皇帝死于天花。1661 年，其子

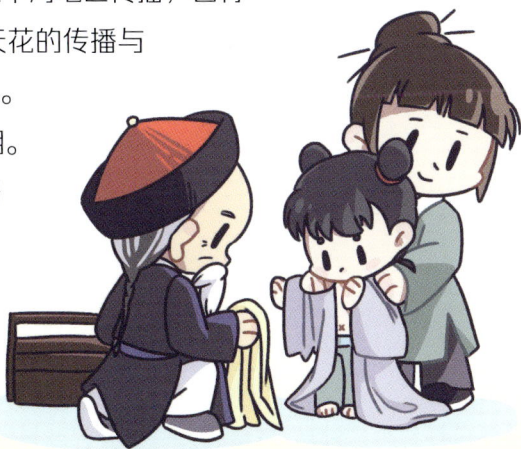

"痘衣"的故事

康熙招募有疫苗接种经验的医生到皇宫为孩子们接种。孩子们会接触患者的衣服，以防止日后感染，这种方法被称为"痘衣法"。尽管这代表了免疫的原始概念，但其潜在机制在当时尚未阐明。

　　"疫苗（vaccine）"一词源于拉丁语"*cavva*"，意为"牛"。这看似毫不相干的词语背后，记载着世界上第一种疫苗诞生的故事。故事的主角是英国乡村医生爱德华·詹纳（Edward Jenner，1749—1823）。18 世纪的欧洲，天花病毒肆虐，人们对这种传播迅速、症状严重的传染病束手无策。感染前期，患者会经历发热、寒战、身体疼痛，全身长满皮疹，即

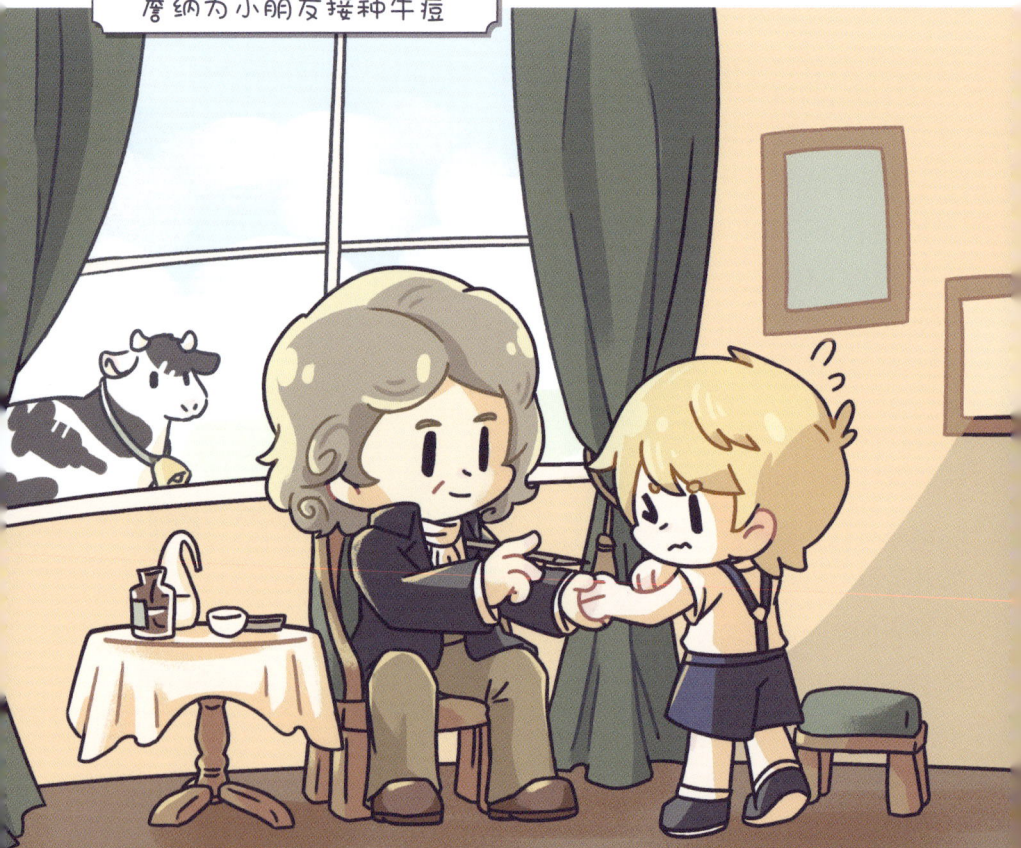

詹纳为小朋友接种牛痘

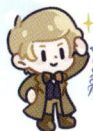

便康复也会满脸麻子。毁容尚属次要，感染天花病毒在当时病死率极高，部分幸存者还会终身失明。

1796 年，詹纳发现农场里的奶牛也会感染一种起皮疹的病毒，称之为牛痘。在乡村行医过程中，细心的詹纳发现为牛挤奶的奶农手上有时也会长出类似水痘的皮疹，就像是症状较轻的天花——事实上，牛痘和天花确实属于同一类病毒，遗传物质十分相近。尽管詹纳当时并不清楚牛痘和天花病毒的确切性质，但他提出让健康人接触牛痘提取物以预防天花感染的方法。詹纳随即在一位健康小男孩的手臂皮肤上接种了牛痘病毒，结果证实，接种后小男孩对天花病毒产生了免疫力，这便是最早的疫苗。随后，这种接种方法推广到世界各地，天花于 1979 年成为第一种被人类消灭的病原体，爱德华·詹纳也因此获得"免疫学之父"的美誉。

尽管我们至今仍没有能杀死天花病毒的药物，但科学的进步和全球范围内的合作，通过围堵的方式阻断了这种疾病的传播。1967 年，世界卫生组织启动了消灭天花的强化计划。多年来，世界各地广泛开展免疫接种和监测。最后一例已知的自然感染病例发生在 1977 年的索马里；1980 年，世界卫生组织宣布天花已被根除。这是历史上最引人瞩目且意义深远的公共卫生成就之一。

针对不同病原体的广泛疫苗接种，不仅能防止许多疾病传播，还促进了儿童和成人的健康。儿童需要接种一系列疫苗来增强免疫力，抵御各

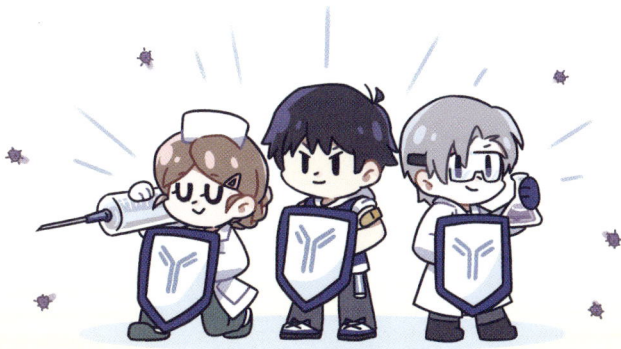

1980 年的胜利

种传染病。常见的接种疫苗包括预防肝炎、白喉、破伤风、麻疹、水痘、百日咳、脊髓灰质炎（俗称小儿麻痹症）、肺炎链球菌等的疫苗。疫苗通过帮助免疫系统识别和抵御有害细菌或病毒，使儿童在未来接触到这些病原体时能快速产生免疫反应。不过，并非接种疫苗后都能一劳永逸，某些疫苗提供的免疫力可能随时间减弱，需要加强接种，比如流感疫苗。

以脊髓灰质炎为例，它是一种由脊髓灰质炎病毒引起的急性传染病，主要影响儿童，尤其是 5 岁以下幼儿。该病毒主要攻击神经系统，可能导致肌肉无力、瘫痪，甚至死亡。因此，接种疫苗可最大限度地降低儿童残疾的可能性。最早的脊髓灰质炎疫苗于 1955 年研发成功。1961 年，科学家推出口服疫苗，因其易于接种且成本低廉，开始大量推广。

同样从 20 世纪 60 年代起，中国逐步实施全国范围的脊髓灰质炎疫苗接种计划。1993—1996 年，中国开展了多次全国性的强化免疫活动，为数亿儿童接种疫苗，并建立了完善的脊髓灰质炎监测系统，及时发现和报告病例。终于在 2000 年，世界卫生组织宣布中国实现无脊髓灰质炎状态。脊髓灰质炎病毒有望成为继天花病毒之后第 2 种被人类消灭的病毒。

疫苗虽好，但并非所有人都能接种。因此，群体免疫是保护大家健康的最后一道屏障。提高疫苗接种率不仅能保护个人，还能触发社区免疫。当群体中大部分人对某种病原体具有免疫力时，传播链会被阻断，病原体难以找到新的宿主。这样，因年龄、健康状况或免疫系统问题无法接种疫苗的人，如婴儿、老年人、免疫缺陷患者等，也能免受病原体侵害。然而，部分人因担忧疫苗安全性或受错误信息影响而拒绝接种，增加了实现群体免疫的难度。

近年来，在中国，人乳头瘤病毒（human papilloma virus，HPV）疫苗接种得到广泛宣传。HPV 疫苗主要用于预防由 HPV 感染引起的相关疾病，其中高危型 HPV 的持续感染与宫颈癌等恶性肿瘤的发生密切相关，

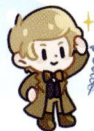

但需注意，HPV 疫苗并非直接针对"宫颈癌"，而是预防可能引发宫颈癌的 HPV 感染。HPV 主要通过性行为传播，也可通过母婴传播和密切接触传播。中国与欧美在性观念上存在差异，一般人群尤其是青少年，因性行为相对保守，感染 HPV 的概率相对较低。另外，即便感染 HPV 后引发的"疣"（如寻常疣、尖锐湿疣等），也可通过冷冻、烧灼等小手术治疗。女性每年进行例行的阴道涂片检查，就能在早期发现并防治宫颈癌。实际上，一般人患宫颈癌的概率并不高。中国的青少年及其家长在接种 HPV 疫苗前，需要对这类疫苗和疾病有所了解。因此，何时接种 HPV 疫苗更应由接种者和父母共同决定，而不应盲目跟风。

结核病：人类与结核分枝杆菌的共同演化

说到原发于人类的传染病，就不得不提及结核分枝杆菌（*Mycobaterium tuberculosis*）及其引发的结核病（tuberculosis，TB）。作为"三大"传染病（结核病、疟疾、艾滋病）之一，目前全球约有 1/4 的人口感染了结核分枝杆菌，且每年约有 1000 万新发病例。

结核病最早可追溯到约 6000 年前的埃及，考古发现石器时代的人骨和埃及木乃伊上都有结核病变的痕迹；印度、中国、希腊、巴比伦等古老文明的医学文献中，对结核病的记载最早可追溯到公元前 12 世纪。在欧洲，结核病的感染人数在 17 世纪开始增长，并在 19 世纪达到顶峰——因结核病死亡的人数占到总死亡人数的 25%，每年约有 700 万人死于结核病。

直到 1882 年，德国微生物学家罗伯特·科赫（Robert Koch，1843—1910）发现了结核病的致病菌——结核分枝杆菌，并因此获得 1905 年的诺贝尔奖。到了 20 世纪，人们生活条件逐渐改善，结核病的发病数也不断下降。随着结核分枝杆菌的发现，1921 年科学家们用减毒的结核分枝杆菌研发出了卡介苗，1928 年抗生素问世，这些人类对抗结核分枝杆菌的武器使结核病不再肆虐。然而，与人类共存已久的结核分枝杆菌并不会轻易被消灭……

结核分枝杆菌很容易突变出耐药性，而目前主流的结核病治疗方法是长期服用多种抗生素来消灭患者体内的结核分枝杆菌，这为它们演化出耐药性提供了机会，从而形成更难根治的耐药性结核病（drug-resistance TB）。

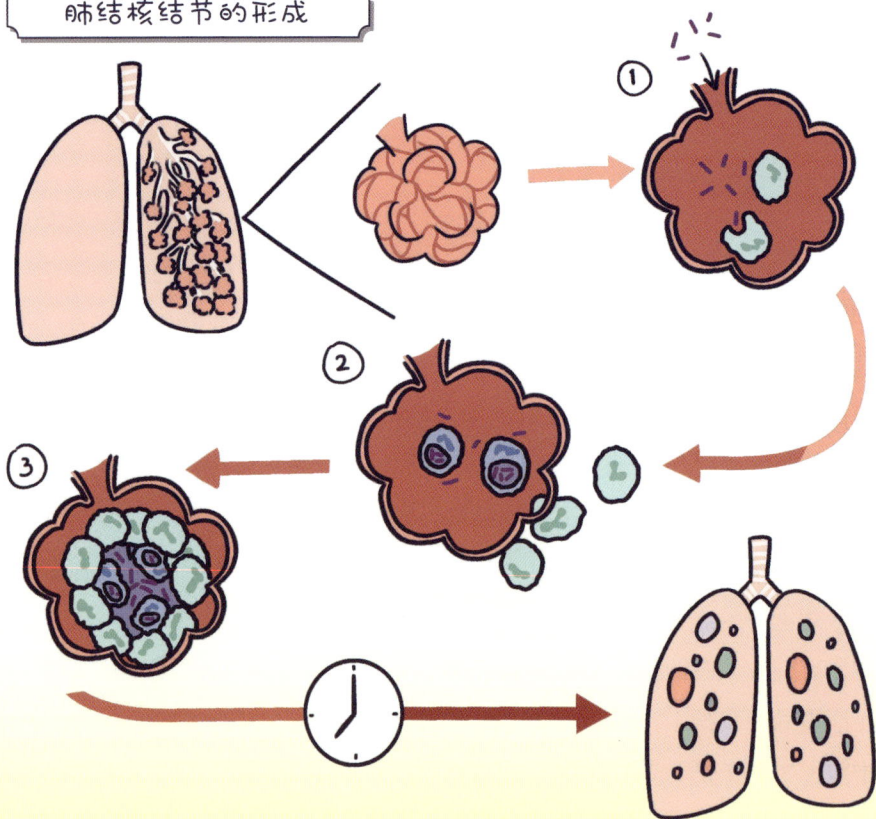

肺结核结节的形成

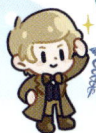

结核分枝杆菌主要通过呼吸道传播，这是肺结核最为常见的感染途径，也是导致肺结核最为常见的原因。当感染者咳嗽、打喷嚏或说话时，携带菌群的飞沫可能被他人吸入而导致感染，且最低感染剂量仅需 10 个菌体。当结核分枝杆菌入侵我们肺部的肺泡，肺泡巨噬细胞会尝试吞噬并杀死这些入侵者（上图中①），然而，熟知免疫系统"套路"的结核分枝杆菌演化出了一层坚固的细胞壁，这使得它们不仅不会被巨噬细胞消化，反而会"催眠"巨噬细胞，并在其中开始分裂繁殖！它们会操控巨噬细胞释放细胞因子，吸引更多巨噬细胞前来"支援"（上图中②），但由于无法消化其细胞壁，这些吞噬细胞只能采用"人海战术"，将结核分枝杆菌层层围住；久而久之，我们的免疫细胞为了困住这些病菌，在感染者肺部形成了大大小小、瘢痕状的结节肉芽肿（上图中③）——这便是潜伏性肺结核。这一切都在结核分枝杆菌的"计划"之中，层层围堵让它们能够隐匿于人体，为将来的暴发做好准备。

当有一天感染者的免疫系统被削弱，这些被围住的结核分枝杆菌就有可能"夺门而出"，发展成活动性肺结核。潜伏性结核病患者通常没有明显症状，其中 10% 的患者会转为活动性。若不进行治疗，病死率可达 50%。急性发病患者会出现长期咳嗽、咳痰、咳血、发热、盗汗以及日渐消瘦等症状。

在 17—19 世纪的欧洲，结核病又名"浪漫病"。那时的皇室贵族以"白幼瘦"为美，而结核病症状使患者身形瘦弱、面色潮红，不少人痴迷于这种弱不禁风的"病弱感"，甚至愿意主动感染结核病，这无疑为原本就高的发病率又添了一把火。

我们熟知的不少名人，如诗人约翰·济慈（John Keats，1795—1821）、作曲家弗雷德里克·肖邦（Frédéric Chopin，1810—1849）、作家安东·巴甫洛维奇·契诃夫（Anton Pavlovich Chekhov，1860—1904）等，都饱受

结核病困扰。画家奥斯卡－克劳德·莫奈（Oscar-Claude Monet，1840—1926）的第一任妻子也罹患结核病。我们最熟悉的当属中国名著《红楼梦》中的林黛玉，她常年咳嗽、消瘦、郁郁寡欢的形象，便是结核病的体现。

中国历史上还有一位知名人物也曾受肺结核折磨，他就是现代作家鲁迅。鲁迅自幼体弱，青少年时期曾患肺结核，但当时病情较轻。到20世纪30年代，鲁迅的健康状况逐渐恶化，结核病复发并加重。疾病的折磨使鲁迅情绪低落，但他依然坚持写作和社会活动，在日记和信件中多次提及对疾病的无奈和对生命的思考。尽管健康不佳，鲁迅在生命的最后几年仍创作了大量重要作品。他的作品多次涉及疾病和死亡主题。在短篇小说《药》中，鲁迅以痨病（旧称肺结核）为象征，通过人血馒头治病的情节，揭露旧中国民众的愚昧迷信与社会病态。鲁迅于1936年10月19日在上海逝世，享年55岁。他的直接死因是结核病，但长期过度劳累和吸烟也加速了他的健康恶化。

通过结核病的故事，我们见证了结核分枝杆菌与人类在共同演化中的"成功"：它们能在人体内长期共存、症状隐匿、传染性极强且易产生耐药性。现代的结核病谱系也表明，结核分枝杆菌正变得愈发具有传染性和隐蔽性。

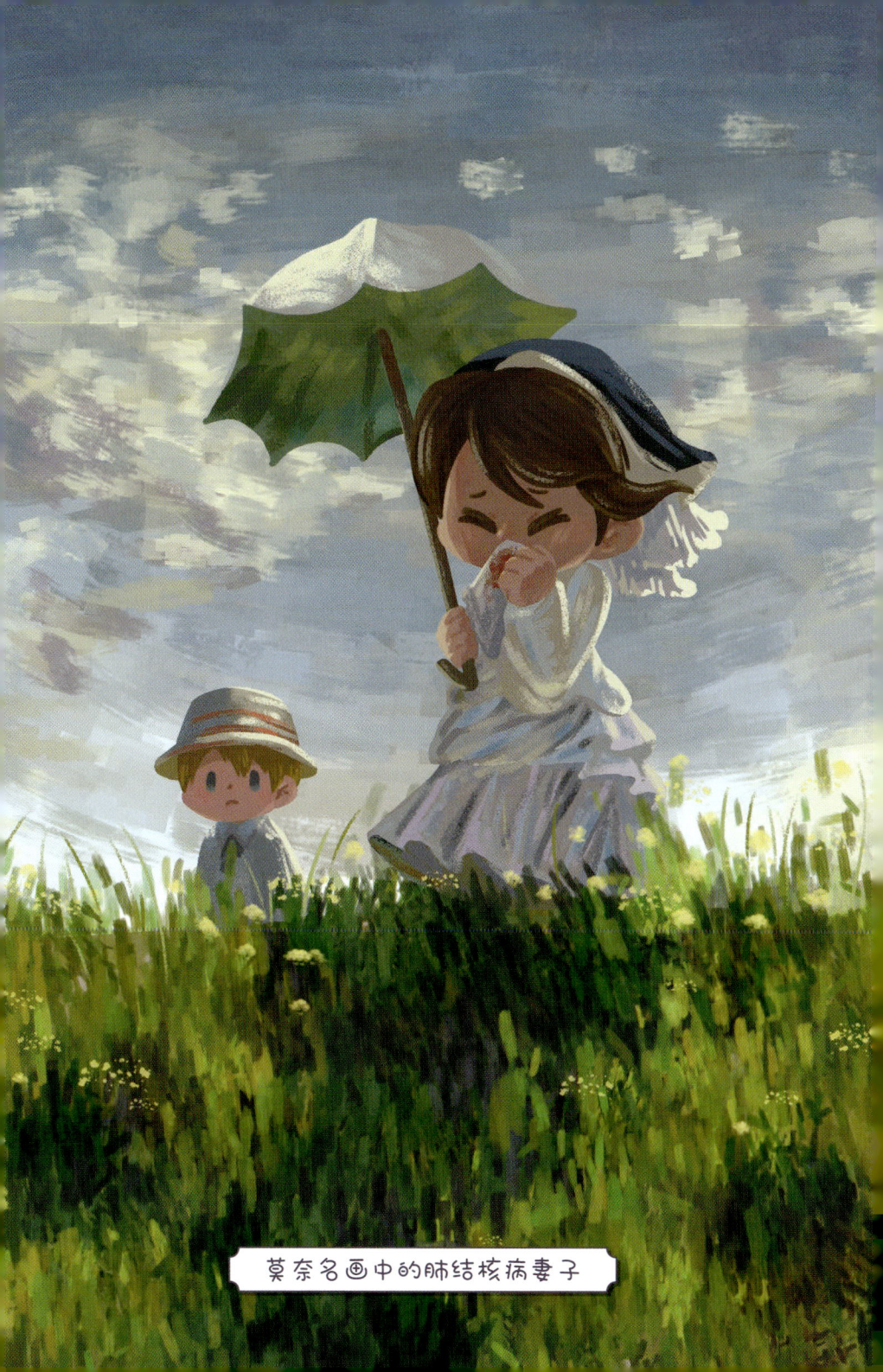

莫奈名画中的肺结核病妻子

疫苗与病原体的博弈

疫苗的研发与病原体的演化恰似一场激烈的博弈。如同其他生物，病原体的终极目标是摄取养分、繁衍后代以壮大族群。然而，绝大多数病原体需要借助宿主来达成这一目的，这意味着它们必须感染其他生物。一种传染病的传染性与严重性，共同影响着它在宿主群体中的传播速率与范围。若一种传染病的严重性及病死率过高，比如埃博拉（Ebola）病毒，感染人群会因症状过重而丧失行动能力，病原体便只能在小范围内传播；反之，若该传染病传染性强但症状较轻，如流行性感冒（简称流感），人们可能会带病前往公共场所，从而增加传染概率与传播范围。

当一种传染病症状严重时，势必会引发人们的关注，并促使研发疫苗来控制其传播。疫苗，是人类施加给病原体的一种环境压力，推动了自然选择。若病原体的遗传物质稳定，不易发生突变，如天花和脊髓灰质炎，

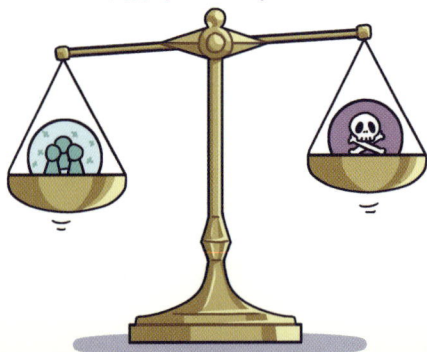

病原体天秤：传染性与毒性的权衡

一种疫苗便很有可能将其淘汰；但对于常常变异的病原体，如流感和新冠病毒，疫苗的效果就会大打折扣，因为在疫苗研发过程中，病毒往往已发生新的突变。但这并不意味着接种流感疫苗毫无意义。在疫苗的压力下，流感病毒也需绞尽脑汁地演化出应对策略，而这一策略通常是提升传染性。但鱼与熊掌不可兼得，演化出高传染性往往意味着毒性的降低。

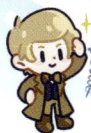

肿瘤的形成：体细胞突变

体细胞（somatic cell）是除单倍体的精子和卵子之外，构成我们身体所有细胞的统称。为了构建并维持我们的身体，体细胞每隔一段时间就会分裂产生新细胞。而只要有细胞分裂，就需要进行 DNA 复制，复制过程中难免会出现差错，进而导致体细胞基因突变。

除了心脏和眼睛的晶状体等终身不替换组织的部位，我们身体的其他组织都存在不同程度的体细胞突变。其中，受环境影响越大的部位，突变数量相对越多，例如皮肤、肺、消化器官等。

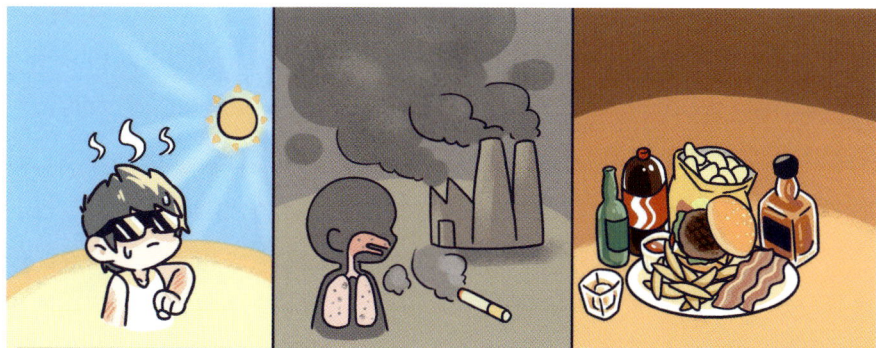

阳光直射、吸烟、雾霾、酗酒及低纤维素饮食：细胞突变的诱因

这些环境因素会直接或间接地损伤体细胞，进而促使新的细胞分裂以修复损伤。然而，复制次数越多，细胞 DNA 就越容易出现损害，出错概率也越大，最终导致突变和肿瘤细胞的产生。

灿烂的阳光虽能带来温暖，但也可能导致晒伤。太阳光具有强大的电离辐射，即便大部分能量被大气层阻挡，照射在我们身上的阳光仍含有不少紫外线（UV）。这些 UV 会穿透皮肤细胞并破坏其 DNA，增加患皮肤癌的风险。因此，若需长时间户外活动，应养成提前涂抹防晒霜或采取物理方式遮盖皮肤的好习惯。

"吸烟有害健康"绝非空谈，吸烟是目前已知的肺癌危险因素之一。根据世界卫生组织（WHO）的分类，烟草属于 1 级致癌物。燃烧的香烟中含有 60 多种致癌物质，会直接破坏细胞 DNA 并引发突变。2020 年发表于《自然》（Nature）杂志的一项研究，对 16 名试验者的肺部细胞 DNA 进行基因检测，发现与儿童和非吸烟者相比，长期吸烟的人肺部每个细胞多出 1000 ~ 10000 个突变。而且，即便戒烟，这些伤害依然存在，为肺癌的发生埋下隐患。除肺部外，同样受香烟影响的口腔和咽喉也是癌变的高发区域。

大鱼大肉固然美味，但搭配蔬菜才能成就一顿完美的餐食。蔬菜能提供纤维素，帮助肠道顺畅排便，预防结肠癌。而过度焦脆的汉堡和腌制肉类（如培根、火腿等）则会给肠道带来较大负担。除烟草外，乙醇（ethanol，酒精的化学名称）也是被认证的 1 级致癌物。乙醇会直接损伤肝细胞，且肝脏分解乙醇是一个争分夺秒的过程：肝脏先将乙醇分解成对人体有害的乙醛（acetaldehyde），再将其分解为无害的二氧化碳和水排出体外。在这一过程中，游离的乙醛会直接破坏细胞 DNA。长期酗酒会导致酒精流经之处都面临突变和癌变风险，如口腔、食管、胃、大肠、结肠以及承担分解乙醇重任的肝脏。

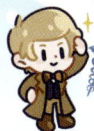

肿瘤的演化

提及肿瘤，许多人都会心生畏惧。实际上，肿瘤的形成如同生物的演化，在早期是可以被控制的。

香烟烟雾、石棉、X射线和宇宙射线等环境因素，以及细胞分裂时的细微差错（类似抄作业时的笔误），都可能致使我们的体细胞发生基因突变，进而失控分裂。就像自然界生物为生存而竞争一样，我们体内通常也存在一些带有突变的癌前细胞，它们会与健康细胞争夺生存资源，如营养物质和血液供应等。若这些癌前细胞竞争成功，便能获取更多资源，持续增殖，形成早期肿瘤。

此时，我们身体的免疫系统通常会像尽职的卫士，将这些刚出现的肿瘤细胞清除。然而，如同人类从非洲迁徙至欧洲、亚洲，最终抵达美洲，狡猾的肿瘤细胞也会设法躲避免疫系统的攻击，并转移到身体其他部位。

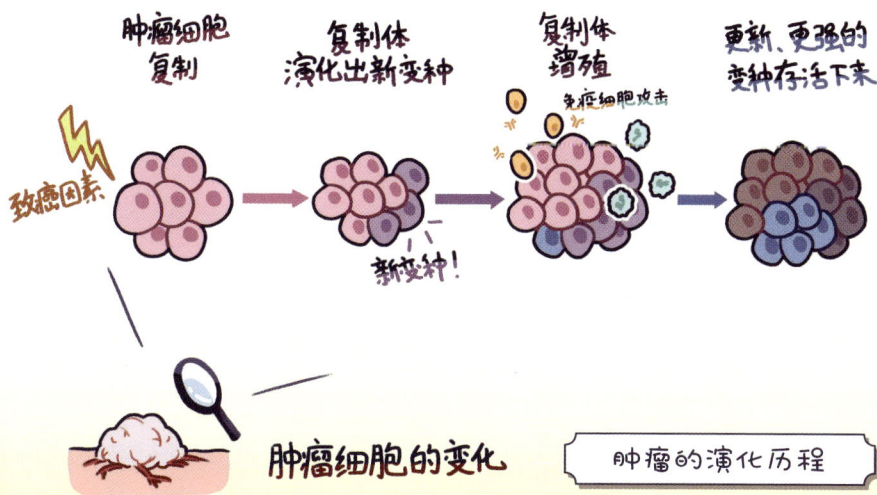

肿瘤细胞复制 → 复制体演化出新变种 新变种！ → 复制体增殖 免疫细胞攻击 → 更新、更强的变种存活下来

致癌因素

肿瘤细胞的变化

肿瘤的演化历程

若肿瘤转移至重要器官，就会影响身体功能，此时需通过手术切除、化疗或放疗等手段进行清除。因此，保持健康的生活方式至关重要，这样我们身体的免疫系统才能在肿瘤形成早期发挥防御作用。

　　我们不妨思考一个有趣的问题：治疗肿瘤是否需要杀死所有肿瘤细胞？

彩蛋：答案可以在本书最后找到。

用 PCR 实现基因突变以演化出新的蛋白质

　　聚合酶链反应（polymerase chain reaction，PCR）是一种能够在体外人工复制并快速扩增 DNA 样本的方法。只要具备一段模板 DNA、一对核苷酸引物、适宜的 DNA 聚合酶以及一些核苷酸基（即搭建 DNA 的"积木"），就能在生物体外合成 DNA。这项技术在生物实验室应用广泛，因其具有灵敏度高、特异性强、操作便捷且重复性好的特点，研究人员利用少量 DNA 即可完成诸多检测，我们熟知的基因鉴定、祖先溯源等都需借助 PCR 技术。该技术于 20 世纪 80 年代中期由美国科学家凯利·穆利斯（Kary Mullis，1944—2019）发明，他也因此荣获 1993 年诺贝尔化学奖。

　　PCR 的第一步是解链（denaturation），需将 DNA 双链加热至 95℃，使其分离为两条独立的单链；第二步是退火（annealing），当温度降至 55℃左右时，与两条 DNA 单链相对应的核苷酸引物会在其一端连接；第三步是延伸（elongation），顾名思义，当温度回升至 75℃左右，DNA 聚合酶会识别引物，并以此为起点，沿着模板 DNA 单链合成新的 DNA 片段。至此，完成一个完整的 PCR 循环，通过 PCR 扩增的 DNA 数量会翻倍。

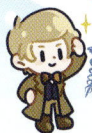

PCR
材料：

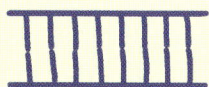

DNA样本　　DNA聚合酶　　引物　　核苷酸

1 解链（分离）
Denaturation

95℃

2 退火
Annealing

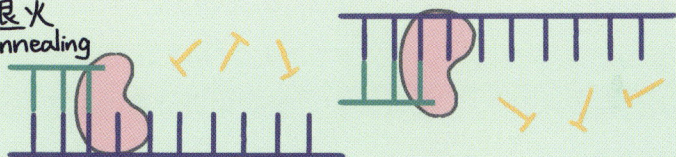

55℃

3 延长
Elongation

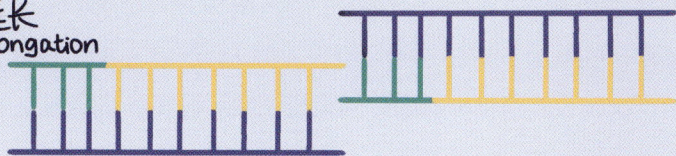

75℃

聚合酶链反应流程

只要 PCR 循环次数足够多，DNA 的数量就能呈指数级增长，数小时内便可获得多达几百万的复制量。

　　一般的生物聚合酶作为蛋白质，在 PCR 高达 95℃ 的高温下会变性失活。而 DNA 聚合酶作为 PCR 的关键材料，是如何在这样的高温下正常工作的呢？大自然给出了答案：在美国黄石公园的高温温泉中，生活着嗜热细菌——水生栖热菌（*Thermus aquaticus*）。这些菌类含有极其耐高温的 DNA 聚合酶，其最佳反应温度为 75 ~ 80℃，且在 95℃ 下仍能保持活性。如此适宜的特性，使其成为 PCR 的理想选择。

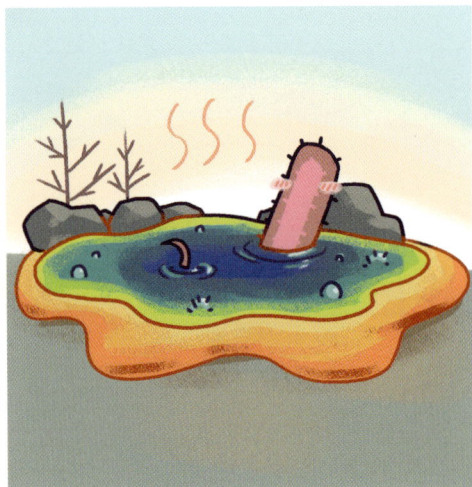

源自热泉的古老菌类

从水生栖热菌中提取的 DNA 聚合酶并非完美无缺，有时也会导致一些复制错误，但这并非坏事。热衷于就地取材的科学家发现，在 PCR 中利用功能不完善的 DNA 聚合酶，可产生带有随机突变的基因，然后再人为筛选出所需基因。"演化论的本质是在不断变化中进行基因突变与重组的选择。"PCR 能够将几种不同的模板 DNA 切成片段进行混合重组，其丰富的基因多样性为演化提供了庞大的选择基数。如此一来，在自然界中难以实现的跨物种基因序列重组，便可在实验室中达成。

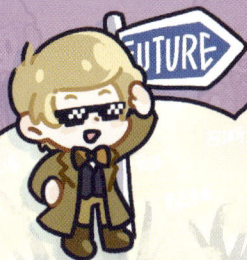

第四章

演化论与我们的未来

Proto-Indo
European
原始印欧语系

从基因到模因

我们不仅受基因影响，还受一种名为"模因"的事物左右。模因如同基因，是文化传播的基本单位，能够在人与人之间传递。

什么是模因？

1976 年，理查德·道金斯（Richard Dawkins）首次使用"meme"一词（中文译为"模因"），它源于希腊语"mimeme"，意为模仿或复制。道金斯将"模因"定义为文化传播单位，或是模仿与复制的单位。模因是通过非遗传方式传递的文化基本单元，其传播方式类似基因，可在不同生物体间传播。道金斯列举了 OK 手势、语气、

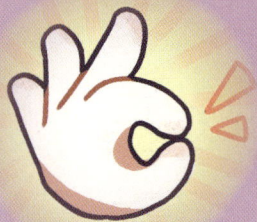

OK 手势

信仰、时尚、陶器制作方法等作为模因的例子。实际上，货币、股票、童谣、宗教、语言等也都属于模因范畴。

人类的思想充当着模因的载体。传播对人类社会有益的高质量模因（如道德、语言等），能够提升模因存活与广泛传播的概率。一个缺失这些有益模因的社会，会丧失诸多选择优势，甚至走向灭亡。然而，也存在一些对人类宿主有害的模因。一旦它们被高效复制并大量传播，可能会造成难以预估的危害。含有害模因的社会，在面对拥有有益模因的社会时，也可能逐渐走向衰落。

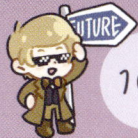

　　模因的传播方式类似病毒，并且借助互联网传播得更为迅速。模因和病毒都能通过自然选择和人为选择发生变化，具备突变、竞争和遗传的特性。不同之处在于，模因的复制（模仿）、突变和选择的变化，是通过人类的行为和言语来传播的。

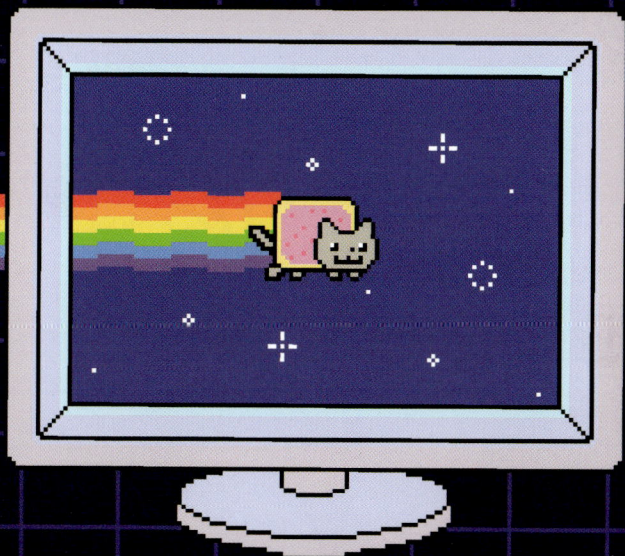

著名的彩虹猫（Nyan Cat）病毒

语言的演化

语言的演化与生物演化极为相似。如同动物和植物拥有共同祖先，许多语言也起源于一个共同起点。随着时间推移，语言发生变化，并像树枝般分化。

大多数西方语言隶属于印欧语系，该语系被认为起源于约 6000 年前的欧亚大陆交界地区。从那里开始，原始印欧语随着人们向欧洲和亚洲各地迁徙，逐渐出现不同分支。其中一个分支是意大利语支，包括拉丁语。

印欧语系演化树

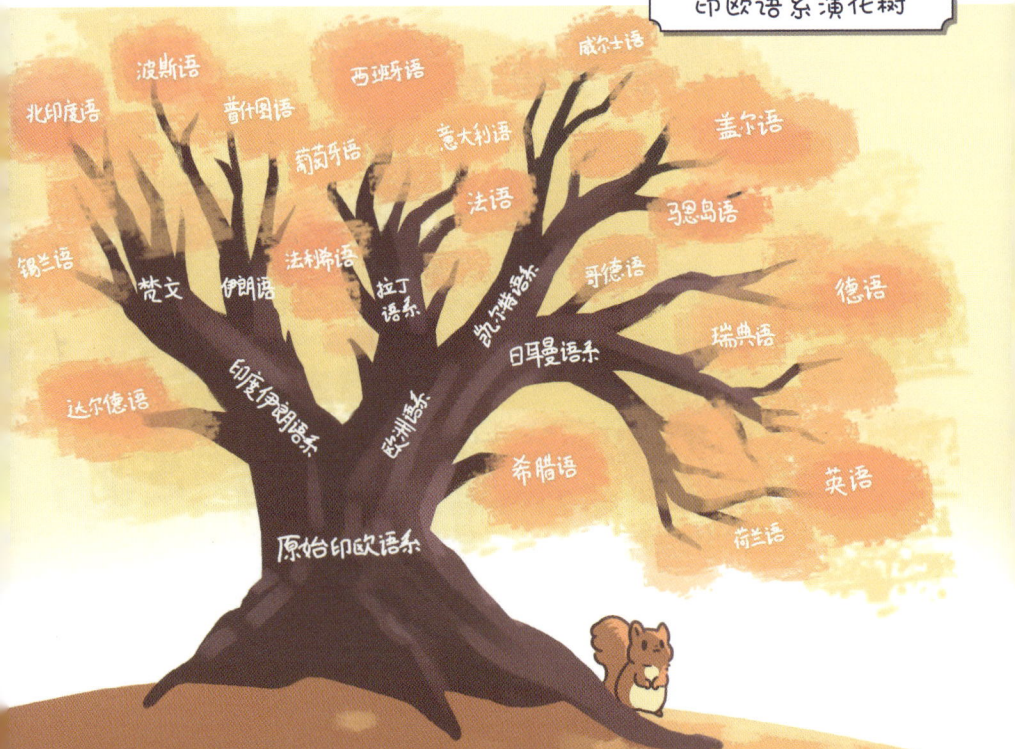

北印度语 波斯语 普什图语 西班牙语 威尔士语 盖尔语

葡萄牙语 意大利语

锡兰语 梵文 伊朗语 法语 马恩岛语

法利席语 拉丁语系 哥德语 德语

凯尔特语系 日耳曼语系 瑞典语

达尔德语 印度伊朗语系 欧洲语系 希腊语 英语

荷兰语

原始印欧语系

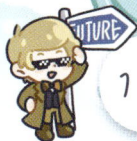

伴随罗马帝国的扩张，拉丁语传播至西欧各地。历经岁月变迁，拉丁语在不同地区演变，最终形成了现代的罗曼语族，如法语、西班牙语、意大利语和葡萄牙语。另一个分支是日耳曼语支，由此产生了英语、德语、荷兰语以及斯堪的纳维亚诸语言。古英语由日耳曼部落带到不列颠群岛，逐步演变为中古英语和现代英语。

总之，西方语言的演化，是从原始印欧语分化出各个分支，而后在迁移、文化交流以及语言逐步演变的影响下，形成了如今的语言格局。与生物演化相似，语言演化同样源于共同祖先，随着时间推移，经过突变、自然选择、人为选择等过程，逐渐形成类似树木生长般的分支结构。语言学家借助演化模型，来探究当今世界各种语言的发展历程，探索不同语言的演变乃至消亡。

语言与文字模因的共同演化

口语和文字同样是人类使用的模因。在所有文化中，口语先发展起来，文字随后出现。由于语言和文字发展速度不同，会引发一些难以预见的社会变化。在欧洲，人们使用表音语言，文字演变相对较快，几乎与口语演变同步。而在中国，秦始皇很早便统一了文字使用，即便不同地区方言差异巨大（比如北京话和粤语），书写文字的演变速度却比表音文字慢。因为中国所有方言都使用相同的书面语言，所以中国得以保持国家和文化的统一。相比之下，欧洲则分化为众多国家。即便在欧盟成立后，仍存在不同的口头语言、书面语言和文化。

货币模因的演变

　　很久以前，人们通过直接交换物品进行交易，比如用一块面包换一打鸡蛋，这就是所谓的以物易物。但这种方式并不总是便捷，于是人们开始使用贝壳等物品简化交易。最终，白银和黄金因其稀有且有价值，尽管在日常生活中用途有限，却成为主要的交易媒介。

　　19 世纪和 20 世纪初，各国开始铸造自己的银币和金币。这些货币模因获得人们信任，并广泛传播。后来，各国开始印制纸币，并以黄金储备作为支撑，旨在维持货币价值稳定。二战后，由于美国经济和军事的强大，美元成为国际贸易的主要货币。1971 年，美国停止以黄金支撑货币。2000—2020 年，美国印制的货币数量增加了 3 倍，导致美元贬值。即便如此，只要人们信任美元模因，它就会继续保有其价值。

　　21 世纪初，一种新型模因——数字货币出现了，比如比特币。许多年轻人信任数字货币，它允许用户直接相互转账，无需中介。2009—2021 年，比特币价值大幅上涨，但波动较大。

　　总的来说，货币模因的历史展现了人类社会的演变。从最初的以物易物，到金、银币，再到纸币和数字货币，货币一直在不断变化与适应。

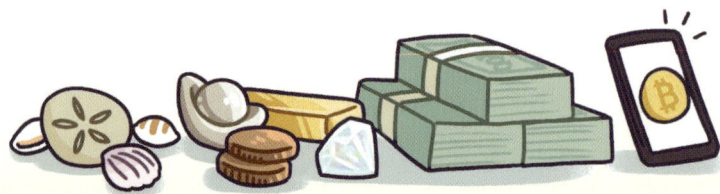

What's next?

你的下一款货币，又何必是真金白银？

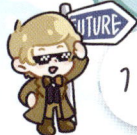

时尚的演变

你们知道吗？人类的时尚也是一种模因，它能在人群中迅速流行，影响我们的审美观和生活方式。

让我们一同看看世界上一些奇特的时尚模因。在泰国北部与缅甸边境的夜丰颂镇，有一个少数民族部落，他们认为长脖子是美的象征。从5岁起，部落里的妇女就会在脖子上戴上黄铜项圈，一生最多可佩戴25个，总重量在5～10千克。这种习俗的起源，可能是因为长脖子看起来类似该民族视为天地之父的长颈龙，也可能是大男子主义的产物。尽管如今这种奇特习俗仍吸引大量游客，但它是一种对身体有害的残酷时尚形式。

时尚模因的传播可能演变成根深蒂固的可怕"传统"，最典型的例子就是旧中国女性深受缠足之苦，且长达数百年无法摆脱。旧时日本贵族妇女也曾一度以染黑牙齿为美。亚洲女性以双眼皮为美，甚至会动手术把单眼皮割成双眼皮；而在唐代长安城，"胡姬"（来自中亚的女子）却要用特殊化妆术把双眼皮修成单眼皮，这样才不会被嘲笑难看。现在，男青年争相购买著名篮球运动员穿过的球鞋，女士们以携带昂贵品牌包作为身份象征……这些时尚模因通过广告和社交媒体在全球大肆传播，但它们并不具备等同的实际价值。然而，只要人们受广告影响接受这些模因，它们就能维持长久的高价。

时尚模因的演变速度极快，今天我们觉得极为时尚的打扮，或许明天就"过时"了。既然如此，又为何要一味追求潮流前沿的"标准"呢？美丽或时尚其实并无固定标准，正是不同的外表和审美造就了世界的多样性。我们应尊重每个人的审美观，不被时尚模因所束缚。让我们一同欣赏世界的多样性，创造属于自己的时尚！

所以，我们要谨慎选择自己接受和传播的模因，让有益模因在我们的社会中生存发展。让我们共同努力，创造一个充满正能量的社会！

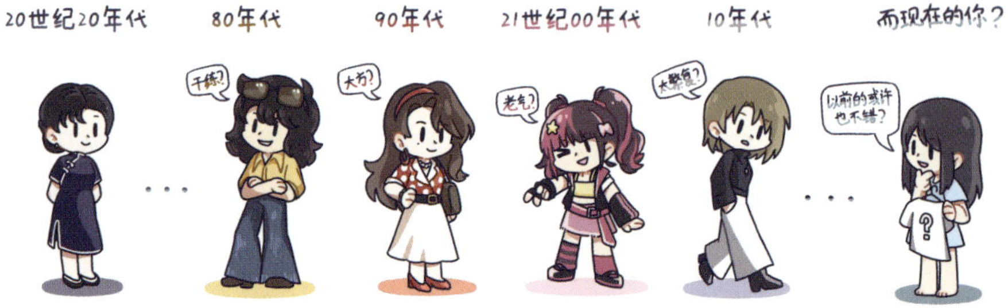
20世纪20年代
80年代
干练？
90年代
大方？
21世纪00年代
老气？
10年代
太繁复？
而现在的你？
以前的或许也不错？

时尚是个圈

网络模因的演变

如今我们在网络上看到的形形色色的“梗”，算得上是最贴合我们对模因理解的实例。“梗”为人们提供了一种富有创意的表达方式，使大家能够借此展现自我、与同龄人建立联系，并在独特的兴趣爱好中找到归属感。这些模因涵盖了贴近生活的幽默元素、网络社区中的创意创作以及圈内作品的分享等方面。然而，由于网络模因主要在青少年群体中传播，成年人往往难以理解这种新兴文化，从而引发了代沟问题。

网络模因的传播形式通常为文字、图片或视频，但其传播内容却五花八门。它可以是画面中特定的个体（如人、动物、虚拟角色）、动作、字体或颜色元素，亦或是视频的表达方式等。神烦狗（doge）或许是互联网上最广为人知的模因之一。一只坐姿端正的柴犬双爪交叉，以一种意味

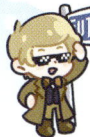

深长的眼神注视着镜头，那令人捉摸不透的表情如同蒙娜丽莎的微笑，因而被大众广泛使用。这个模因起源于 2010 年一张名为 Kabosu 的柴犬照片，在 2013 年后期开始流行，并被了解你的模因（Know Your Meme）网站评为当年的"顶级模因"。与 21 世纪 10 年代流行的狗狗模因类似，20 年代的猫模因也备受网民喜爱，它们捕捉了猫咪多样的个性与表情，已然成为网络文化的一部分。

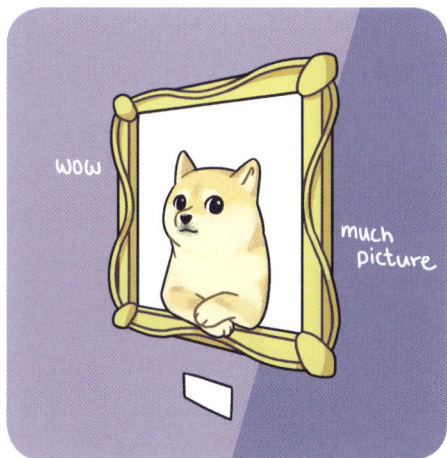

你的模因或许会在网络中存活千年吧

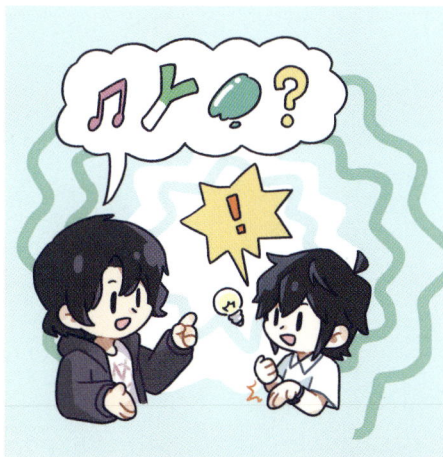

提到相关的模因，你会想起谁？

人或虚拟角色与模因的互动，是创造并推动网络模因传播的关键因素。或许你听说过同人作品或二次创作，创作者们会基于已有的人物或作品进行相关图文创作，将角色置于不同语境中展开全新互动。而这种创作就像是传播网络模因的催化剂：已有的"梗"会激发人们创作新作品，在此过程中，大家既巩固了旧"梗"，又创造出新"梗"并使其流传开来。

正因如此，人物与网络模因相互成就。许多角色通过这种互动拥有了专属模因，甚至自身直接成为一种模因，在网络上持续流传。如今，网络模因作为一种独特的文化现象，已从单纯的娱乐内容演变成重要的商业工具。通过品牌营销、商品化、非同质化通证（NFT）等形式，模因正创造着巨大的经济价值。然而，商业化也带来了诸如文化挪用、创作者权益以及过度营销等问题，这就需要在商业利益与文化价值之间寻求平衡。

从工业革命到信息革命再到人工智能时代

人类社会历经了一系列意义重大的技术革命，从 18 世纪的工业革命，到 20 世纪的信息革命，再到如今的人工智能（AI）时代，每一次变革都堪称一场革命。让我们一同回顾这些历史时刻，探寻它们是如何改变我们生活的。

1776 年，詹姆斯·瓦特（James Watt，1736—1819）改进了蒸汽机的设计，使得纺织等劳动密集型行业能够用大型机器替代人工劳动，这便是第一次工业革命的开端。到了 19 世纪，电力的发明进一步推动了技术进步，电话、电灯和有轨电车的出现，让人类生活发生了翻天覆地的变化。

20 世纪，计算机的发明与普及引领我们步入信息时代。我们不仅能借助计算机提升工作和学习效率，还发明了带有计算程序的"机器人"，用以替代部分繁琐工作。机器人技术也在持续进步，从最初的机械外观发展为如今逼真的仿人外观。

进入 21 世纪，AI 发展迅猛。AI 可通过深度学习进行开发，这使计算机能够在无人监督的情况下学习，或在人类指导下运用强化学习方法解决复杂问题。深度学习已成功应用于无人驾驶车辆的操作与驾驭，以及多种

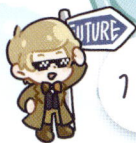

语言间的即时翻译。AI 能够即时将所有文档或口语在英文与中文间互译，还能为我们撰写报告、提升写作水平。有了语言系统，对话功能也随之而来：聊天机器人在客户服务、教育和个人助理等领域得到广泛应用。

AI 还能依据我们的口头指令创作图画或视频，编写计算机程序的速度和质量也优于普通程序员。它能够依据法律条文和案件判决解读法律问题，还能预测消费者行为，甚至预测某人犯罪的可能性。同时，AI 也用于气候预测和环境保护，助力应对气候变化。

AI 在医学领域同样表现出色，能够预测个体感染疾病的可能性，协助医生诊断和治疗疾病；能够根据血液检测结果以及患者对标准问卷的回答，诊断病情并给出治疗建议。AI 在医学影像分析（如癌症检测、病变识别）方面取得显著进展，有助于医生提高诊断准确性。这项技术可用于乳腺癌、肺癌、皮肤癌等早期癌症筛查，也可用于液体活检，在血液中无创检测几十种癌细胞。此外，AI 还能分析病理切片，比如识别前列腺癌和乳腺癌的转移，以及阴道涂片中的早期宫颈癌细胞。在中国，腾讯团队开发的 AI 系统还可用于食管癌、胃癌等筛查。AlphaFold 解决了蛋白质结构预测的难题，对生物学和医学研究产生了深远影响。

中国在 AI 领域也取得了飞速发展，深度求索 AI 研究中心（简称"深度求索"或 DeepSeek）是一家迅速崛起的中国 AI 公司，已成为该行业的重要参与者。该公司成立于 2023 年 5 月，专注于开发具备先进自然语言处理、代码生成和数据分析能力的开源大型语言模型。因其强大性能和较低价格，引发了 AI 模型的革命与价格战。值得一提的是，所有 DeepSeek 的创作者均为接受中国本土教育、无海外学习经历的年轻计算机科学家，他们是中国的骄傲！

AI 不仅在模拟人类认知过程，还朝着新方向发展。它能够解读来自大脑的神经信号，通过程序识别信号并连接人造机器，实现用意念控制手机、电脑、机械臂等设备。埃隆·马斯克（Elon Musk，1971— ）创立

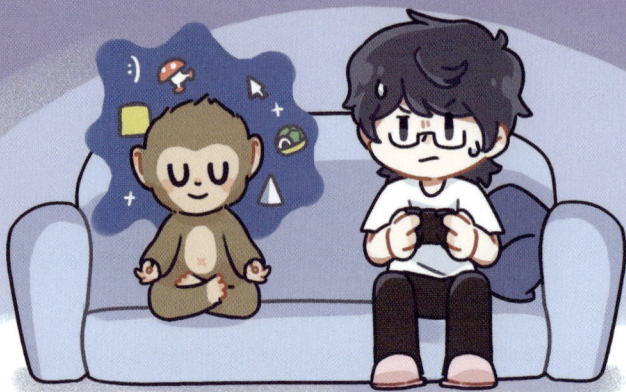

还在玩传统游戏吗？快来解放双手吧

的 Neuralink 公司，将数千个脑芯片电极植入一只 9 岁猕猴的大脑中，随后猕猴便能根据自己的思想在计算机屏幕上移动物体，玩电子视频游戏。

近年来，AI 在自然语言处理、计算机视觉、强化学习、生成式 AI 等领域取得突破性进展，在伦理和科学应用方面也展现出巨大潜力。然而，随着技术不断演进，AI 的发展也引发了一些担忧。像 ChatGPT 这样的 AI 能够整合数百万、数十亿的信息，这可能彻底颠覆我们的教育系统。我们不再需要死记硬背，因为大语言模型能做得更好。AI 可能会接管计算机程序员、律师、医生等工作，导致未来就业机会减少。不过，相信政府会采取措施，为所有公民提供基本生活保障和免费教育，让大家都能从人类科技进步中受益。AI 正逐步解放人类生产力！

总的来说，从工业革命到 AI 时代，人类社会经历了一系列激动人心的技术变革。我们应借助科技的力量，为创造更美好的未来而努力！

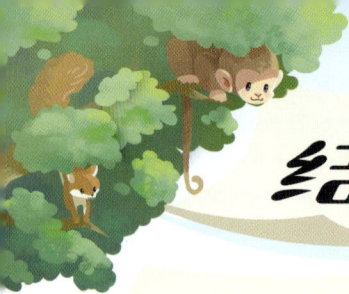

结语

年轻的朋友们，你们是否畅想过人类的未来会是怎样的景象？让我们一同探索这个既令人兴奋又充满挑战的话题。

还记得 2019 年暴发的新冠肺炎疫情吗？这场全球性的健康危机让我们深刻意识到，地球上的所有人紧密相连，如同在同一条船上。无论我们来自哪个国家，说何种语言，信仰何种宗教，都共同面临着诸多挑战：

- 全球流行病
- 气候变化
- 环境污染
- 贫富差距
- 性别和种族歧视
- 政治和文化冲突

这些问题看似复杂，但人类拥有无限的潜力与创造力，只要齐心协力，就能攻克难关。科学技术的飞速发展为我们带来了诸多可能：

- 基因组学或许能助力我们治愈遗传病
- 新的医疗技术或许能战胜癌症，延长人类寿命

● 脑科学的进步或许能让我们直接用大脑控制电子设备
● 机器人和 AI 或许能帮我们承担更多工作

想象一下，未来你或许能用意念控制电脑，或者拥有一个机器人助手帮你做家务……

尽管世界各国和人民存在诸多差异，但我们都生活在同一个"地球村"。面对全球性挑战，我们需放下分歧，携手合作。请记住，我们只有一个地球，作为这个星球的主人，我们有责任保护它，让它变得更加美好。

亲爱的年轻朋友们，人类的未来掌握在你们手中，你们将如何应对这些挑战？人类的未来会呈现怎样的面貌？你们又会为创造更美好的世界做出何种贡献？科技解放了生产力，但如何让世界更美好，答案掌握在每一个"演化中"的你我手中。让我们拭目以待，共同努力创造未来！

揭秘彩蛋：

1. 先有鸡还是先有蛋？

　　答案：生物的演化是通过可遗传的突变实现的，这种突变最初发生在鸡蛋之中。

　　另外一个答案：从广义层面来说，在鸡出现之前，有许多生物就已经采用下蛋的方式进行繁殖了，所以是先有蛋。

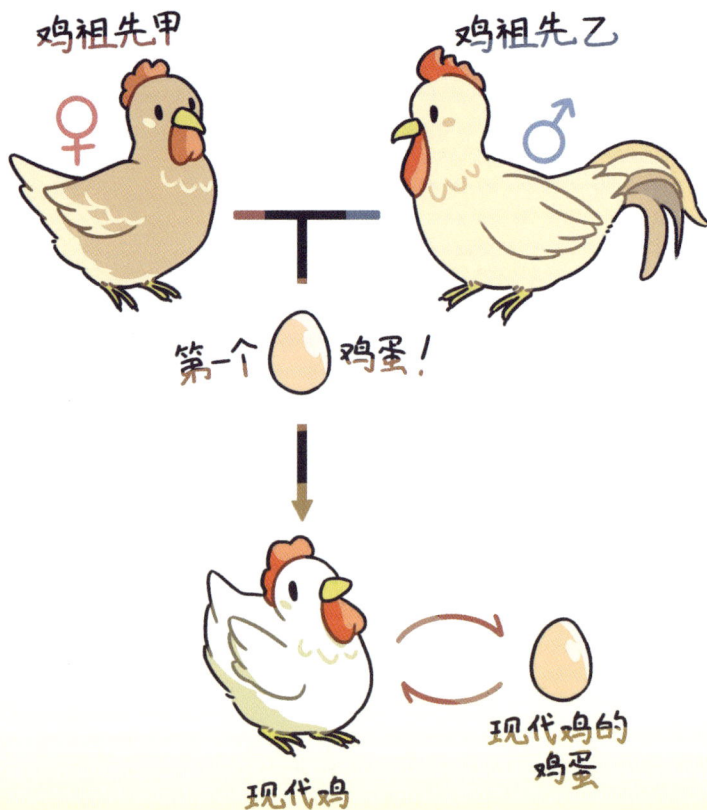

鸡祖先甲　　　　　　鸡祖先乙

♀　　　　　　♂

第一个 🥚 鸡蛋！

现代鸡　　　现代鸡的鸡蛋

像鸡的生物生出了第一个鸡蛋

2. 请看这张图，其中的观念存在什么错误？

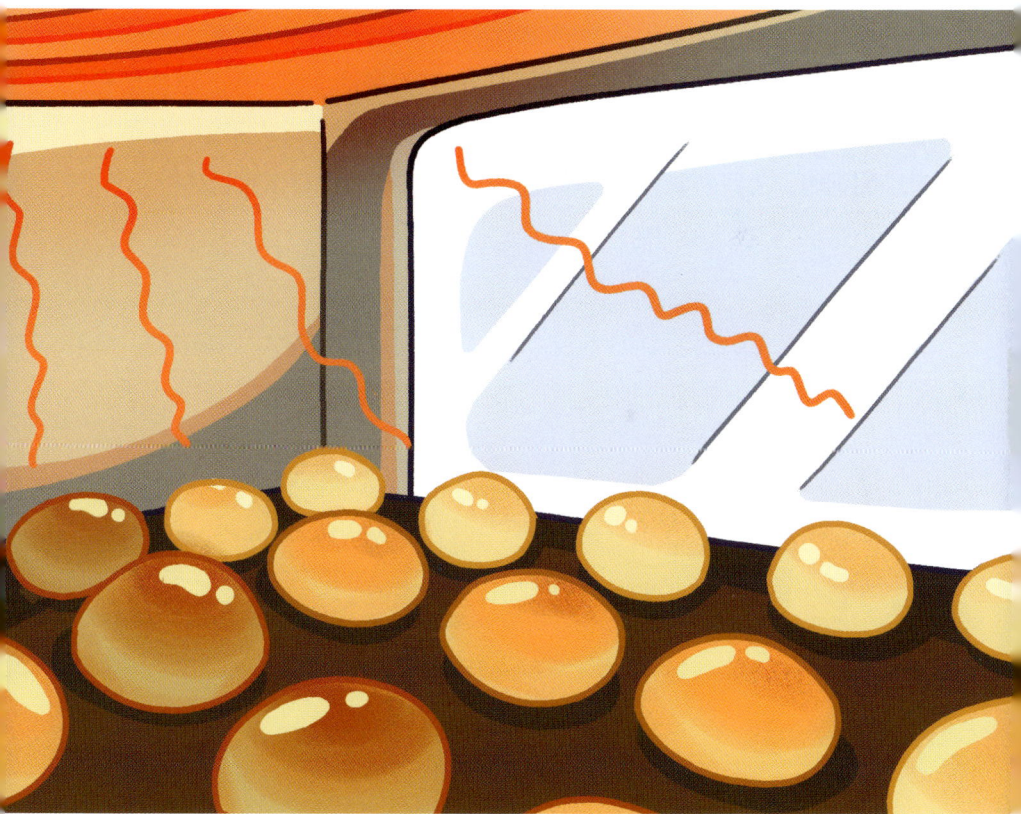

答案：图中对颜色与距离热源（或太阳）远近的因果关系理解有误。面包颜色变深，是因为离热源近被烘烤所致；而人类皮肤变深，是由于基因突变产生了制造黑色素的能力，使得他们在赤道的强烈阳光下能更好地适应环境，不易患皮肤癌，并非是因为居住在阳光强烈的赤道地区被晒黑。相比之下，皮肤较白的人在赤道强烈的阳光下，更容易患上致命的皮肤癌，但在阳光没那么强烈的欧洲，他们则更容易适应。

3. 治疗肿瘤是否需要杀死所有肿瘤细胞?

答案:实际上,我们每个人的身体里都存在早期肿瘤细胞,只不过它们通常不会发展成影响健康的肿瘤,这是因为我们自身的免疫系统会抑制早期肿瘤细胞的繁殖。所以,只要我们保持良好的生活习惯,就能增强免疫系统功能,让肿瘤细胞没有发展的机会。各种治疗方法即便不能杀死所有肿瘤细胞,但只要能控制肿瘤细胞的生长,患者就可以维持生存。

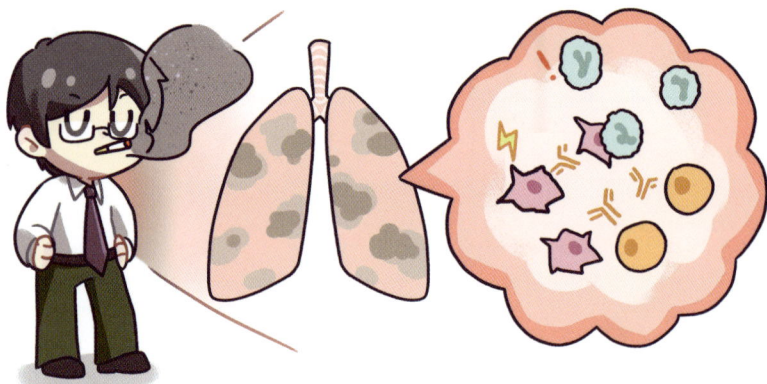

图书在版编目(CIP)数据

达尔文密码:认识我们的身体/(美)谢安安,
(美)薛人望著.--上海:复旦大学出版社,2025.6.
ISBN 978-7-309-18054-1

Ⅰ.R32-49

中国国家版本馆 CIP 数据核字第 2025W0M818 号

达尔文密码:认识我们的身体
[美]谢安安　　[美]薛人望　著
责任编辑/肖　芬

复旦大学出版社有限公司出版发行
上海市国权路 579 号　邮编:200433
网址:fupnet@ fudanpress.com　http://www. fudanpress.com
门市零售:86-21-65102580　　团体订购:86-21-65104505
出版部电话:86-21-65642845
上海丽佳制版印刷有限公司

开本 890 毫米×1240 毫米　1/32　印张 4.375　字数 90 千字
2025 年 6 月第 1 版
2025 年 6 月第 1 版第 1 次印刷

ISBN 978-7-309-18054-1/R·2184
定价:48.00 元